無敵の100歳

美木良介

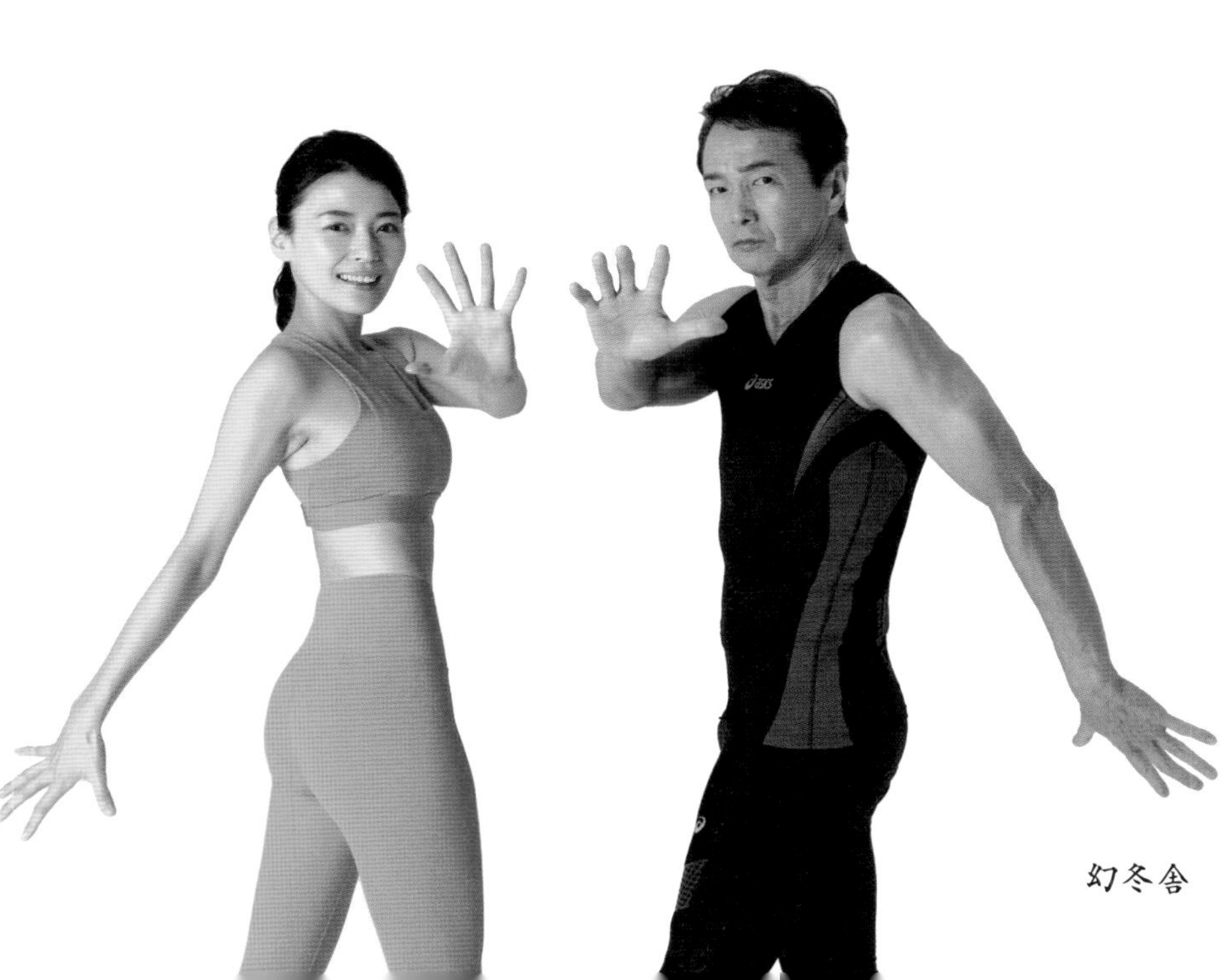

幻冬舎

はじめに

呼吸と筋肉を鍛えれば、病気知らずで、元気に毎日を過ごせる〝無敵の100歳〟に！

こんにちは。美木良介です。２０１１年に私が考案したエクササイズ「ロングブレス」は、これまでに関連書籍を９冊発売。おかげさまでさまざまな形でテレビ番組や雑誌等に取り上げられ、今では多くの方々に実践していただいております。

「ロングブレス」とは、この名前の通り、「長い息の呼吸法」。改めて、どのような呼吸法なのかご説明しますね。

ロングブレスは、吸っても吐いても、お腹を引っ込めっぱなしで強く長い呼吸を繰り返します。すると、体温が上がり、血流がよくなり、インナーマッスルも鍛えることができる、正に身体《からだ》を鍛えることができる呼吸法なのです。

体温が36度5分以上ある身体には、ガン細胞は宿りません。言い換えれば**36度5分以上の体温の身体の中でガンは生きられない**のです。

そして、体温の高さに免疫力の高さは比例します。２０２０年からの３年間、世界中が新型コロナウイルス感染症で混乱しましたが、呼吸ひとつでコロナやいろいろな病気に打ち勝つ免疫力を得られます。また、血流がよくなれば、脳出血・脳血栓・心筋梗塞・脳梗塞などの重大な血管の病気にかかるリスクもグッと抑えられます。

このように、呼吸を鍛えるだけでもさまざまな病気を抑える効果を得ることができますが、健康な状態で１００歳を迎えるためにはもうひとつ、やっておかなければならないことがあります。

それは、**筋肉を鍛える**こと。

そもそも、歳《とし》をとるとはどういうことか、ご説明しましょう。歳をとるとは、冷えるということです。つまり、**「冷える＝老いる」**なのです。体内の毛細血管は年齢とともに劣化します。すると、血流が身体の末端まで行き届かなくなり、手足が冷えて、だんだん動かしづらくなるのです。

動脈・静脈に比べて、毛細血管は脇役に思われがちですが、実は**血管の99％は毛細血管**。ですから、健康に歳を重ねるためには、健康な毛細血管が必要なのです。

では、劣化してしまった毛細血管は、どうすればいいのか？　ここで救世主になってくれるのが筋肉なのです。腕や脚をはじめ、**身体に筋肉がついて血流がよくなると、劣化した毛細血管が再生し、健康な毛細血管になる**と言われています。

ですから、体温を36度5分以上に保ち、血流をよくし、筋肉を鍛えていくと、健康な身体で１００歳を迎えることができるというわけです。

日本人の平均寿命は男性が約81歳、女性は約87歳まで延びました。しかし、健康寿命は男性が約72歳、女性が約75歳と平均寿命と比べて開きがあります。そこで今回の私の本では、みなさんが元気に歩けて毎日を健康で過ごせる、いわば無敵の１００歳を迎えられることを願い、曜日別、目的別に、呼吸と筋肉を鍛えられるメソッドをつくりました。

さあ、みなさん、無敵の１００歳を目指して、早速始めましょう！

医師が効果を解説

ロングブレスは〝健康で長生き〟が目指せる理想的なエクササイズ

さかえクリニック院長／医学博士／日本美容内科学会理事
日本肺活協会理事／ヒューマンテクノ株式会社代表取締役
末武信宏先生

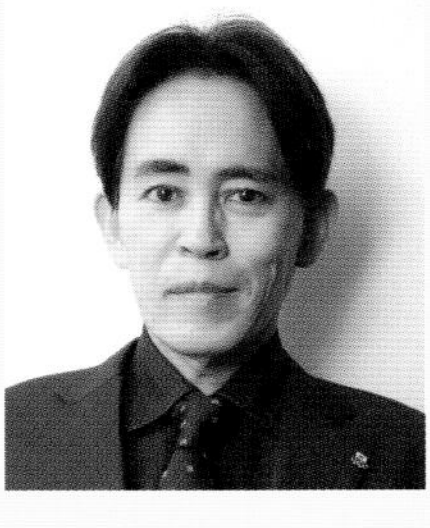

人間の身体は年齢を重ねるとともに、あらゆる部分に不具合が出てきます。それは細胞の代謝や自律神経機能が低下し、さらには新しい血管（新生血管）が生まれづらくなるからです。特に血管の99％を占める毛細血管は、身体中あらゆる組織に分布していますが、加齢とともに血管の内腔《ないくう》が硬くなったり、狭くなったりして、末梢の細かい部分がつぶれてしまいます。これが血流や代謝の低下につながるのです。

医師の立場から「健康」の定義を挙げるとすれば、それは、人間の身体の中にある細胞のひとつひとつに良質な血液が行き渡ることと言えるでしょう。**血流障害は、ずばり万病のもと。脳梗塞、心筋梗塞、糖尿病による壊疽《えそ》、皮膚の壊死はすべて血流不足が原因で引き起こされます。**これが組織全体に起きると、細胞自体の機能が低下するだけでなく、死んでしまうこともあります。**「組織が死んでしまう＝生命の危機」**。

つまり、血流は人間の最も重要な生命ファクターなのです。

また、年齢とともに冷えや呼吸の浅さが気になる方も多いでしょう。体温は筋肉の動きで発熱するため、筋肉量が減ることで体温が下がると考えられます。さらに横隔膜の動きも悪くなるため、胸郭が硬くなり、呼吸が浅くなって酸素を取り込む量も少なくなります。加齢によって筋力が低下し、心身が弱まって歩行障害などを引き起こす現象は、サルコペニアやフレイルとして大きな社会問題になっています。また、呼吸は心拍の変動と大きく関係しているため、息を吸うときに速くなり、吐くときには遅くなる。このリズムが一定でなくなると、自律神経の機能の低下にもつながります。

その点、美木さんが考案された**ロングブレスは、呼吸によって血管を通じ、酸素を細胞に運び、血流をよくして筋肉量もアップさせるため、理想的な健康法と言えるでしょう。実際に、毛細血管を再生し、血流をよくするには、呼吸と連動した運動がベストな方法であると、科学的にも証明**されています。さらに、深く長い呼吸をすることで心拍を整え、自律神経のバランスを整えることにもつながります。

呼吸法と一緒にエクササイズを行えば、身体全体の筋肉、ひいては胸郭への刺激も伴いますから、「呼吸を意識して行う」「呼吸と運動を連動させている」ロングブレスは、健康で長生きしたい人にふさわしい、素晴らしいエクササイズと言えるでしょう。

無敵の100歳
目次

基本の呼吸と
ロングブレス

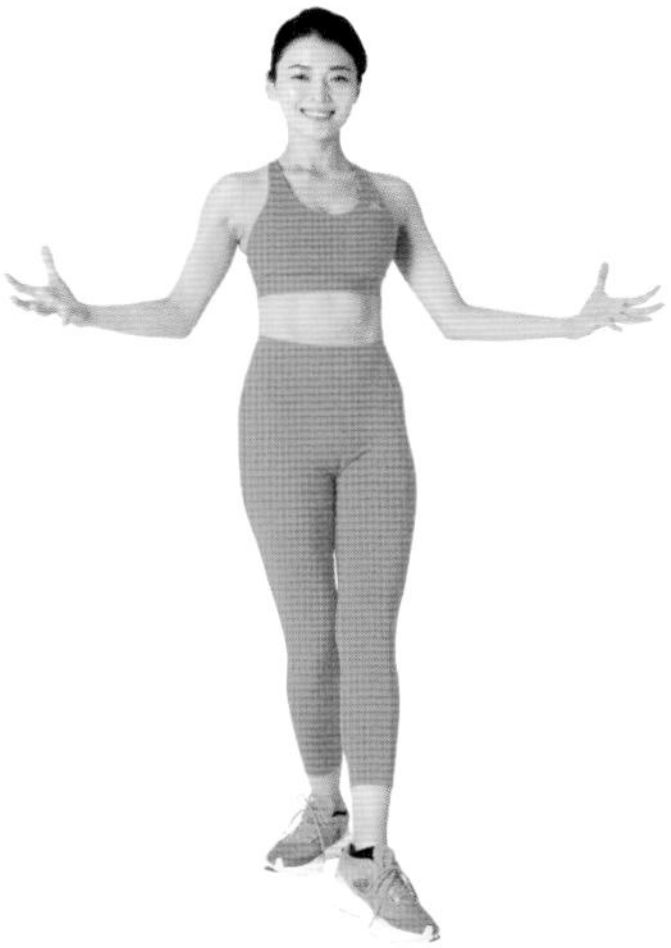

最初に、呼吸法をマスターしましょう。
ここでのポイントは、
息を吸うときも吐くときも、お腹は引っ込めっぱなしにすること。
丹田《たんでん》を意識し、長く息を吐く基本の呼吸法ができるようになったら、
思い切り強く息を吐くロングブレスも、
おのずとできるようになりますよ。

〝無敵の１００歳〟になるために、まずは要となる呼吸法を身につけてください。「基本の呼吸」では、息を吐くことに慣れるため、**おへそから指3本下の位置にある丹田を意識して呼吸**します。さらに、**肋骨《ろっこつ》と腰骨の間をまっすぐ伸ばす**。それから、**強く長く吐く**。この３つのポイントをおさえられると、おのずと、強く長く息を吐く「ロングブレス」もできるようになりますよ。

　このふたつの呼吸を行うだけでも、体温が上がり、身体の内側からポカポカしてくること間違いなしです。なぜなら、身体を構成する約60兆個の細胞のすみずみまで酸素を行き渡らせることができるのは呼吸だけ。つまり、呼吸によって細胞がイキイキと健康になる。だから〝無敵の１００歳〟を目指せるのです。

　冷えを解消し、体温を上げると免疫力もアップ

［４０日後の身体の変化］

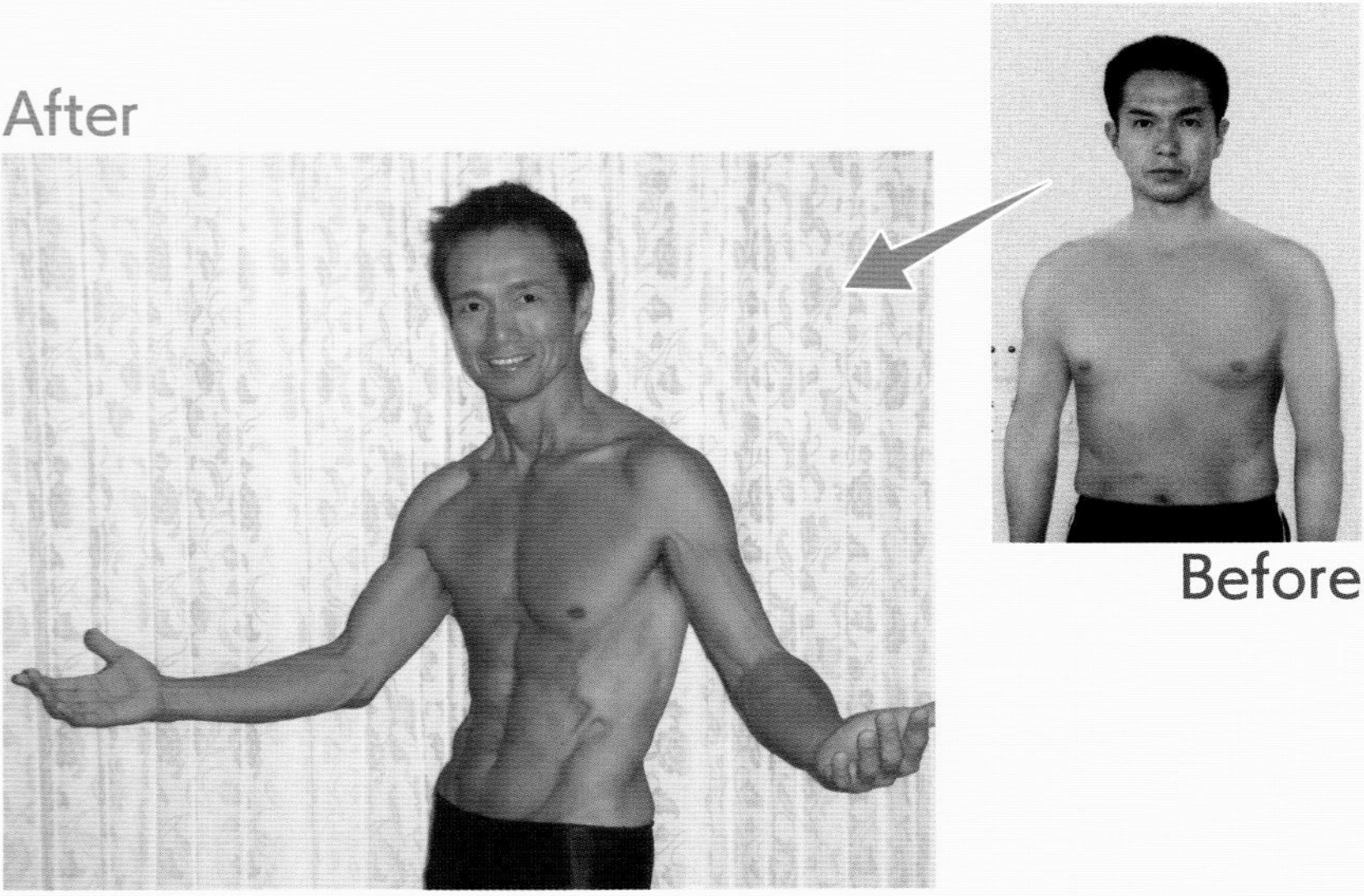

するので、病気にかかりにくい身体をつくることにもつながります。さらに代謝もよくなるので、痩せやすく太りにくい身体にも。

もともとロングブレスは、「10分立てない、10分座れない、10分歩けない」ほどひどい腰痛に悩まされていた私が、再起を図るために編み出した呼吸法。腰痛を和らげるためにとにかく毎日息を吐き続けていたら、腰痛はまったくなくなったのです。そして、なんと40日で13・5キロも体重が減りました。

ゆっくり吐く呼吸は、シェイプアップはもちろん、脳を休め、精神をリラックスさせてくれます。呼吸ひとつで不眠が改善され、心が穏やかになったという人もいます。

どのメソッドもこのふたつの呼吸からスタートします。では、やってみましょう。

基本の呼吸

息を吐くことになれましょう。徐々に強く息を吐けるようになります。

1 丹田に手をあてて、鼻から3秒息を吸う

かかとをつけて立ち、手のひらをおへそから指3本下の丹田にあて、お腹がへこんでいることを確認しながら、鼻から3秒息を吸う。

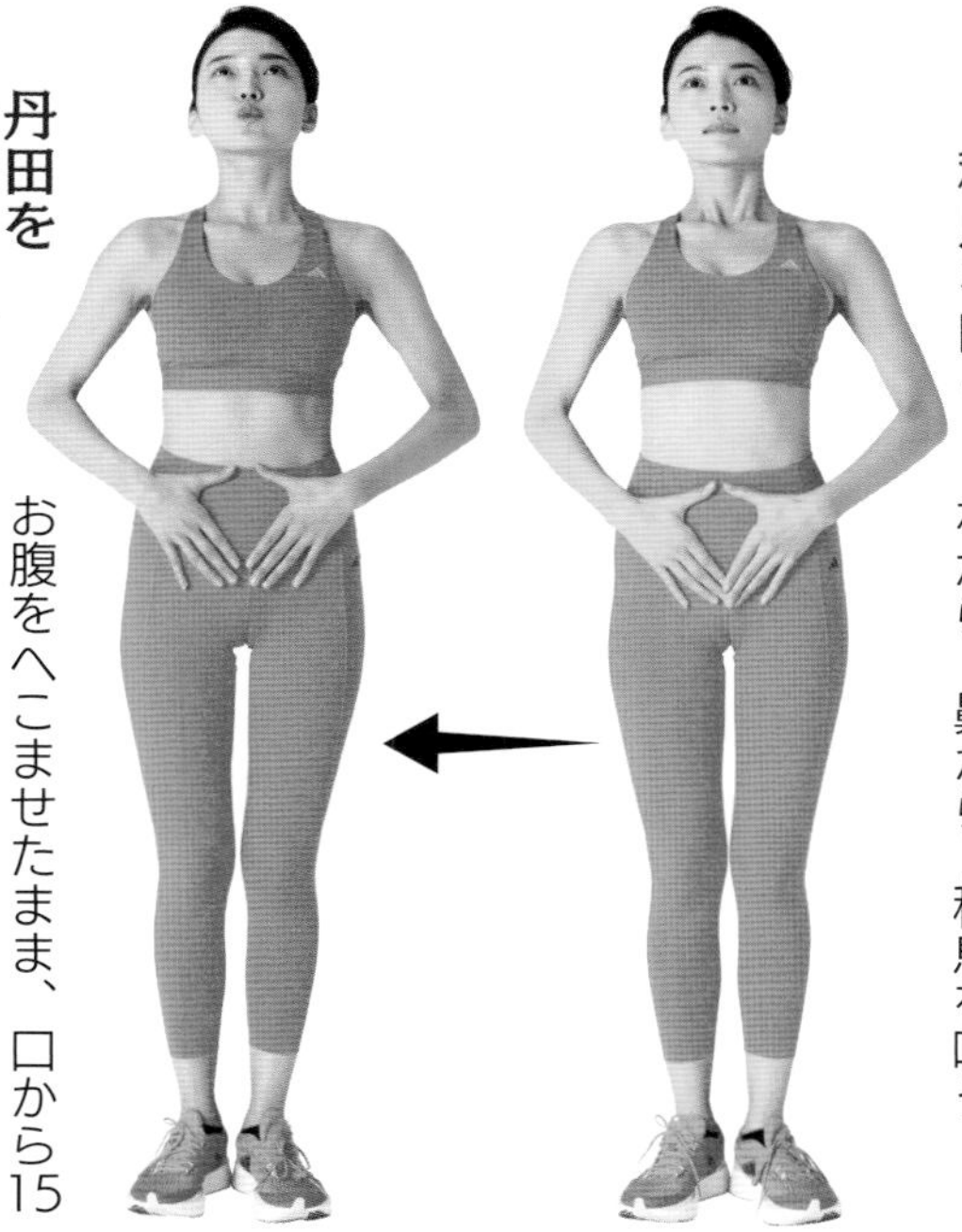

2 丹田を意識して、口から15秒息を吐く

お腹をへこませたまま、口から15秒息を吐く。丹田を意識し、お腹と背中をくっつけるように息を吐き続ける。❶〜❷を6回行う。

ロングブレス

基本の呼吸ができるようになったら、今度はいよいよロングブレス。息を3秒で吸って、7秒思いっきり強く吐くのがお約束です。

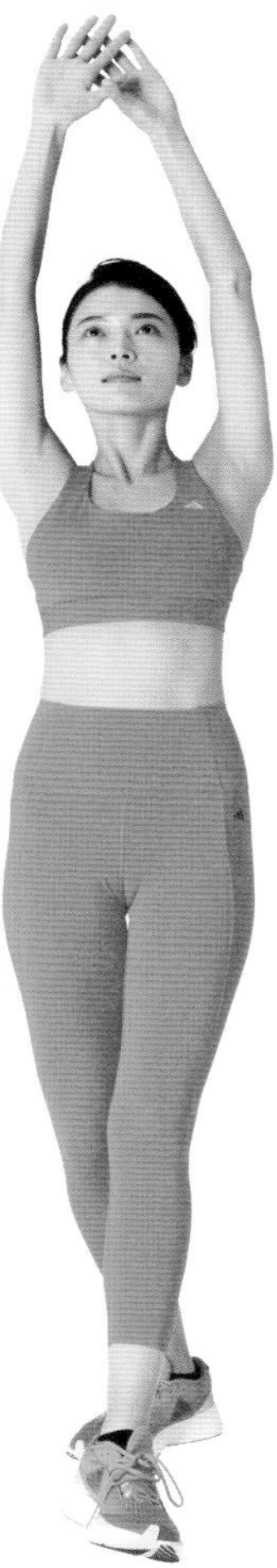

1 背筋を伸ばして、お尻をキュッと締める

両腕を頭上に上げて、片方の足のつま先をやや外側に向けて半歩踏み出す。お尻を締めて直立し、肋骨と腰骨の間を伸ばして立つ。

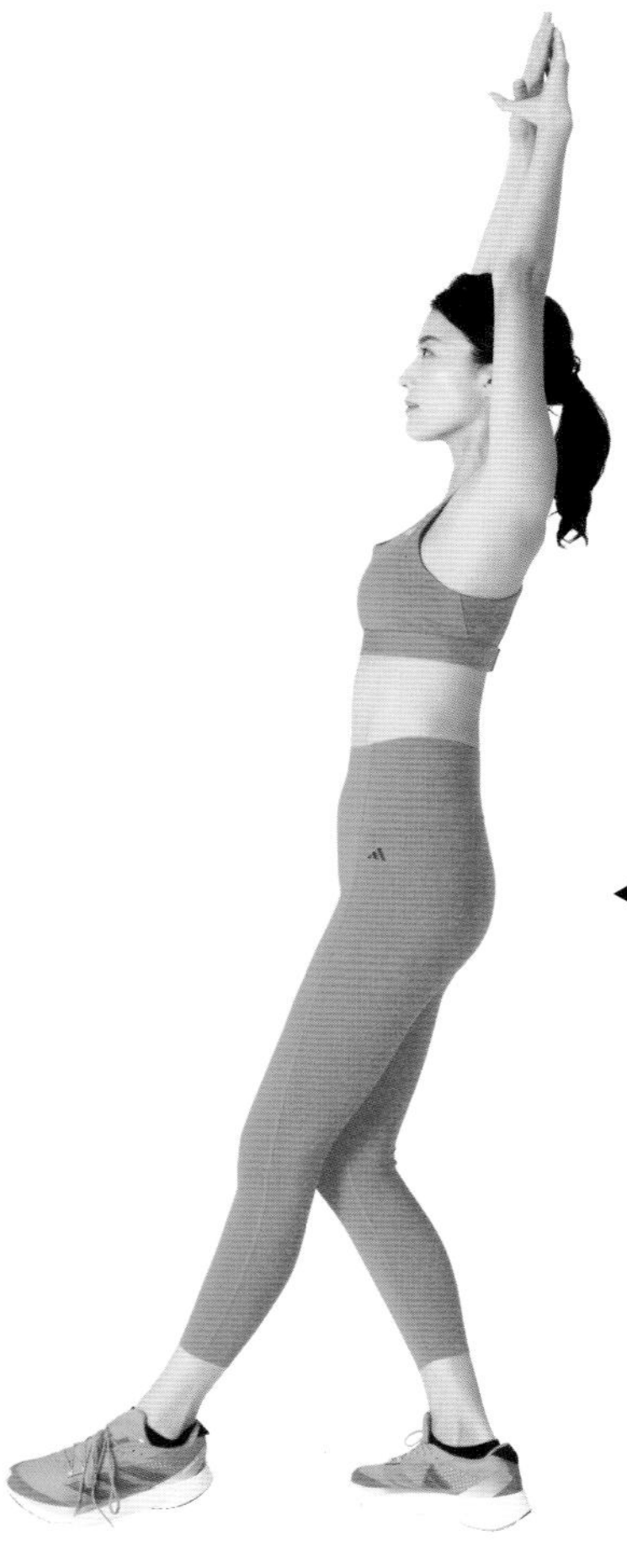

2 3秒かけてゆっくり鼻から息を吸う

後ろ脚に重心を置く。背中から脚にかけて一直線になるよう上半身を倒しながら、鼻から3秒ゆっくり息を吸う。

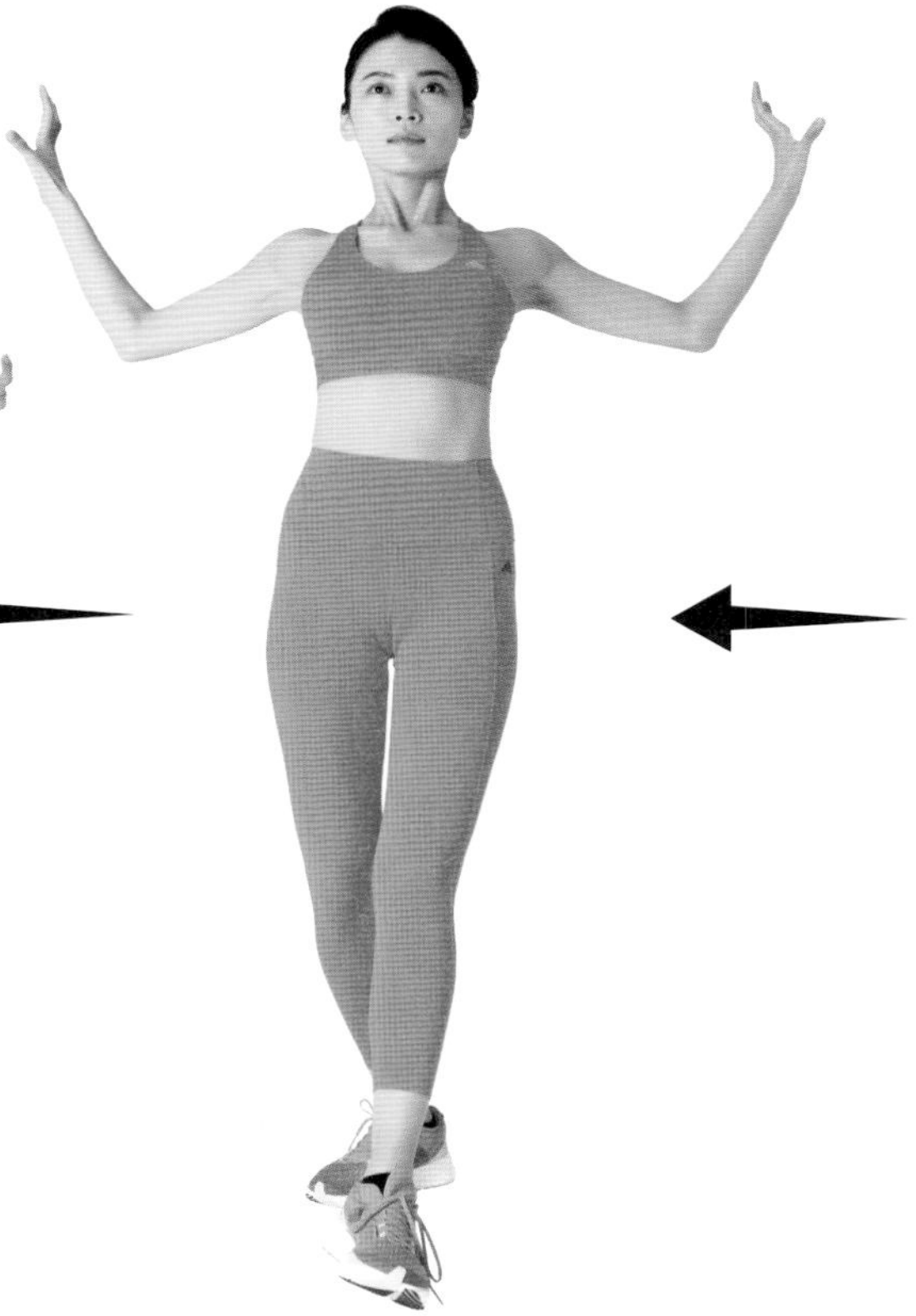

❸ 肩甲骨がつくぐらい両腕を左右に広げる

頭上に伸ばしていた両腕を広げ、左右の肩甲骨がつくぐらい上半身を開くことを意識する。肘が下がらないようにする。

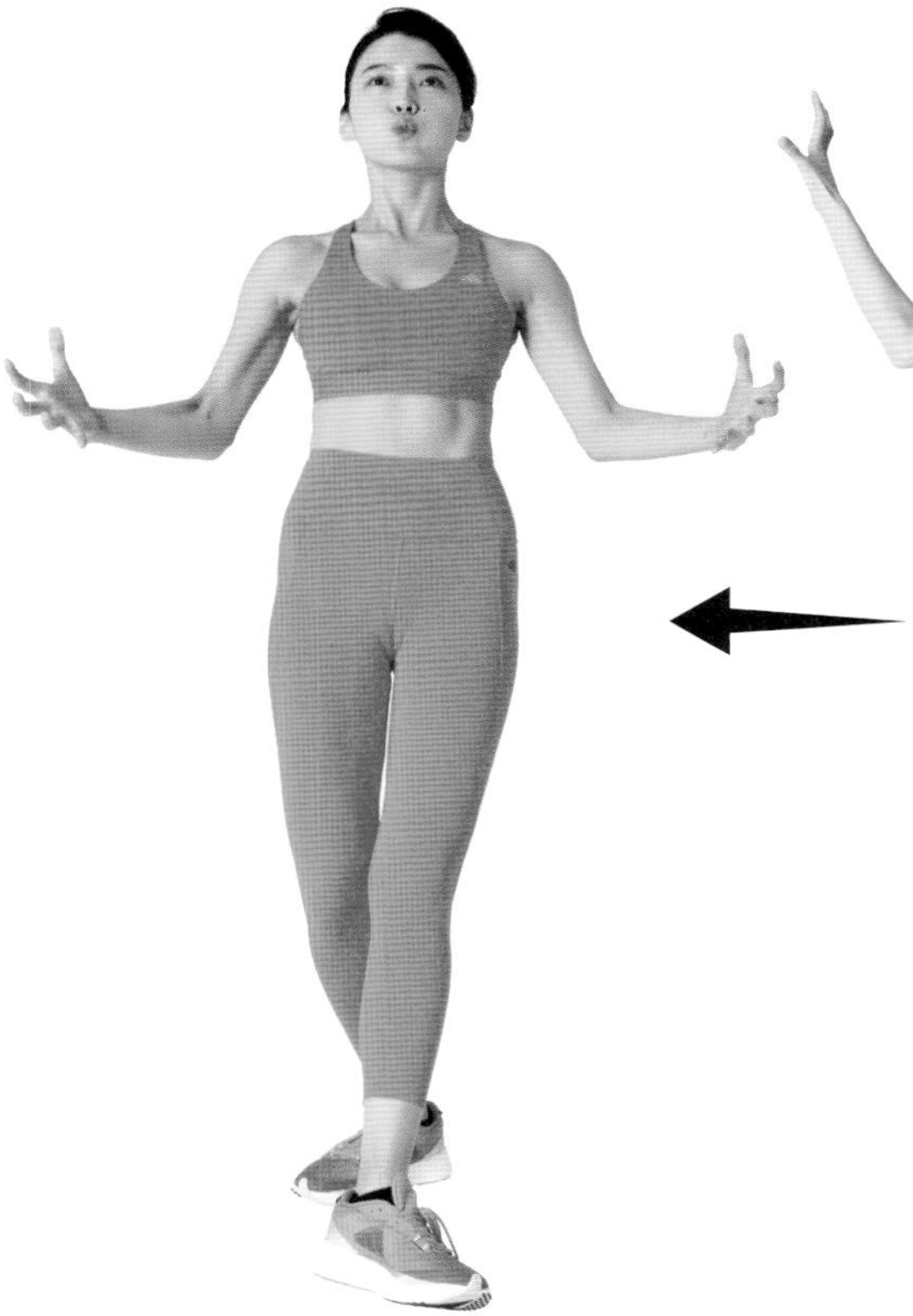

❹ 大きなボールを横からつぶすように7秒吐く

両腕で大きなボールを横からつぶすような体勢で、口から7秒息を吐く。❶～❹を3セット行う。脚の前後を替えて同様に3セット。

エクササイズの内容はすべて
DVDとQRコードから見ることができます！

【チャプター画面について】

DVDを再生後、美木良介の挨拶動画が流れます。その後、10秒間チャプター画面が表示されます。この画面で各チャプターを選択して部分的に見ることができます。特に何もされなければ10秒後、「1 医師が効果を解説！」の内容が始まります。

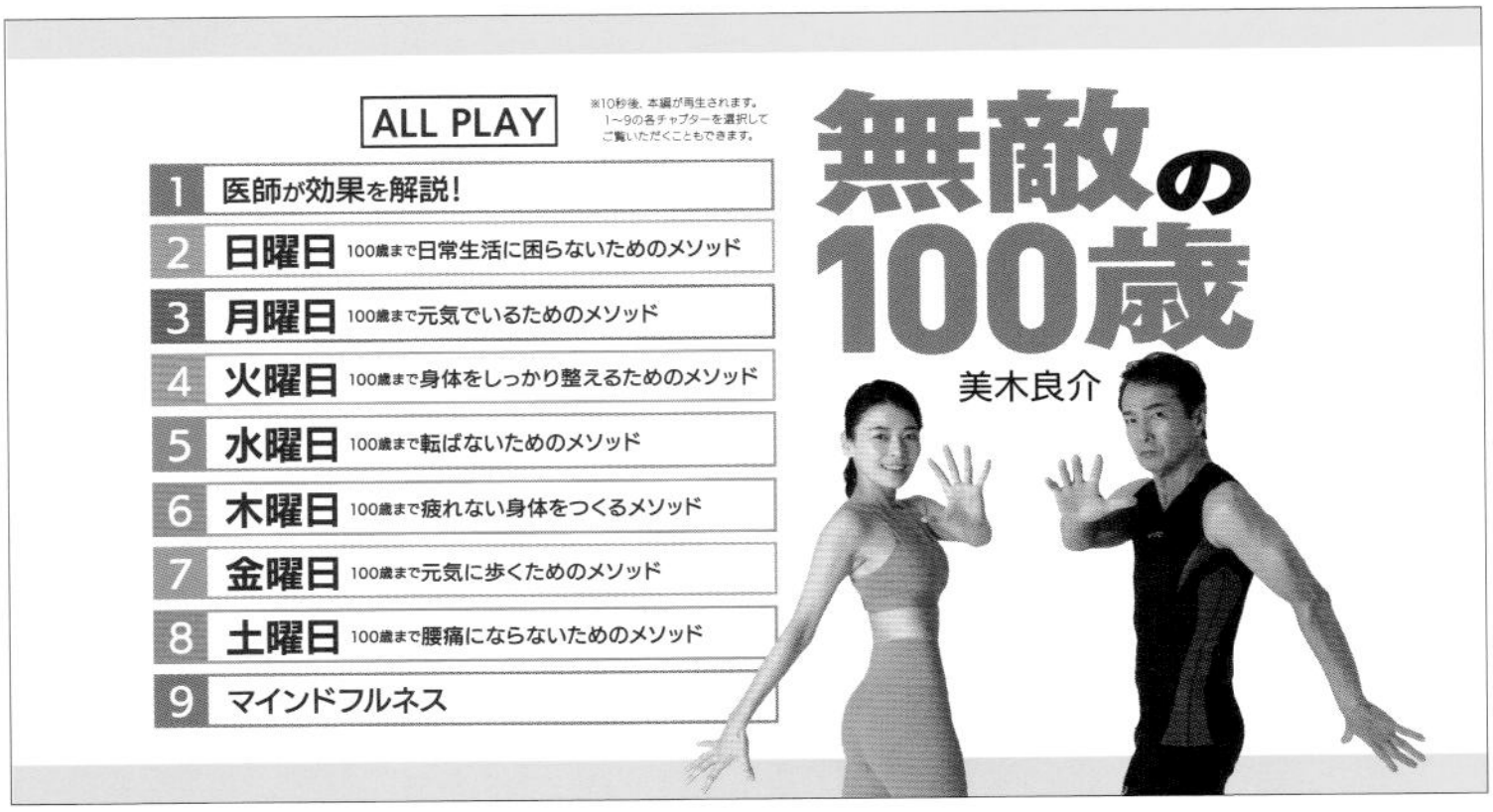

【お願い】万が一再生されない場合は、デバイス（再生機器）が対応していない可能性があります。パソコンの場合、OSのバージョンによって正常に再生されないことがあります。再生されない場合、デバイスを変えて再生できるかお試しください。また、それらの操作方法についてはお手持ちのデバイスの説明書をご覧ください。エクササイズの途中で映像が止まったり、飛んだり切れたりしてしまった場合も再度お試しいただき、もし同じ個所で同様の状態が繰り返し起こるようであれば、状況によりDVDを交換させていただきます。

【QRコードについて】

各曜日のエクササイズはお手持ちのスマートフォン、タブレットからもご覧いただけます。本文中記載のQRコードを読みとってください。

※データ通信量が一定の基準に達した時点で、通信会社による通信速度制限が行われることがあります。そのため、Wi-Fi環境での視聴を推奨します。なお、発生したデータ通信料については、一切の責任を負いかねますので、あらかじめご了承ください。

日曜日

100歳まで日常生活に困らないためのメソッド

これなら続けられる
毎日7分メソッド

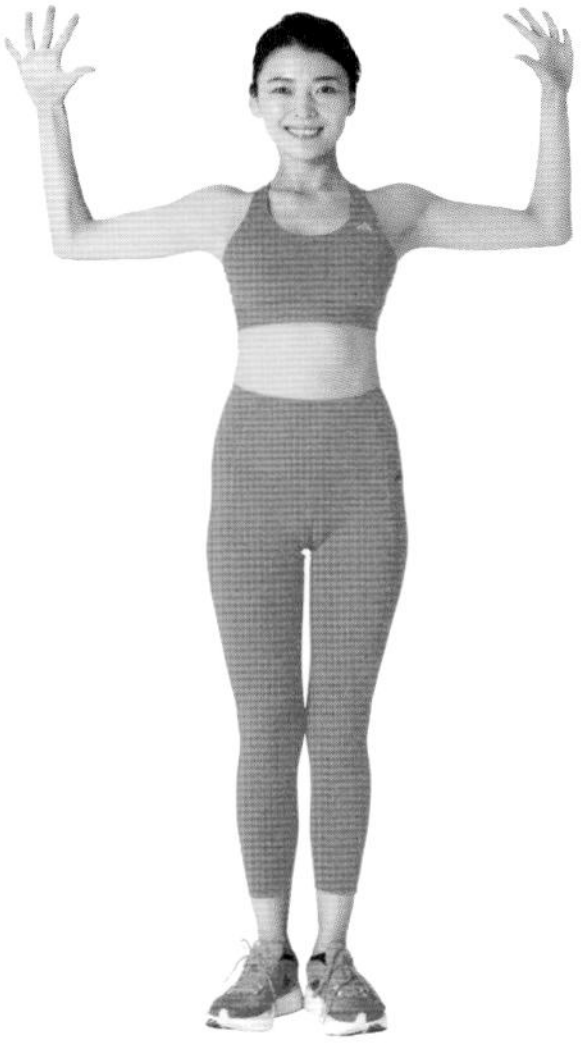

加齢により毛細血管や筋肉が衰えると、
血流が滞り、身体の末端まで酸素が行き届かず、
手や足が冷えて動きが硬くなりがちです。
ここでは、指先まで酸素を行き渡らせるために、
首・肩周りの運動を中心に行っていきます。
血のめぐりのいい身体で、快適な日常生活を送りましょう。

1 基本の呼吸

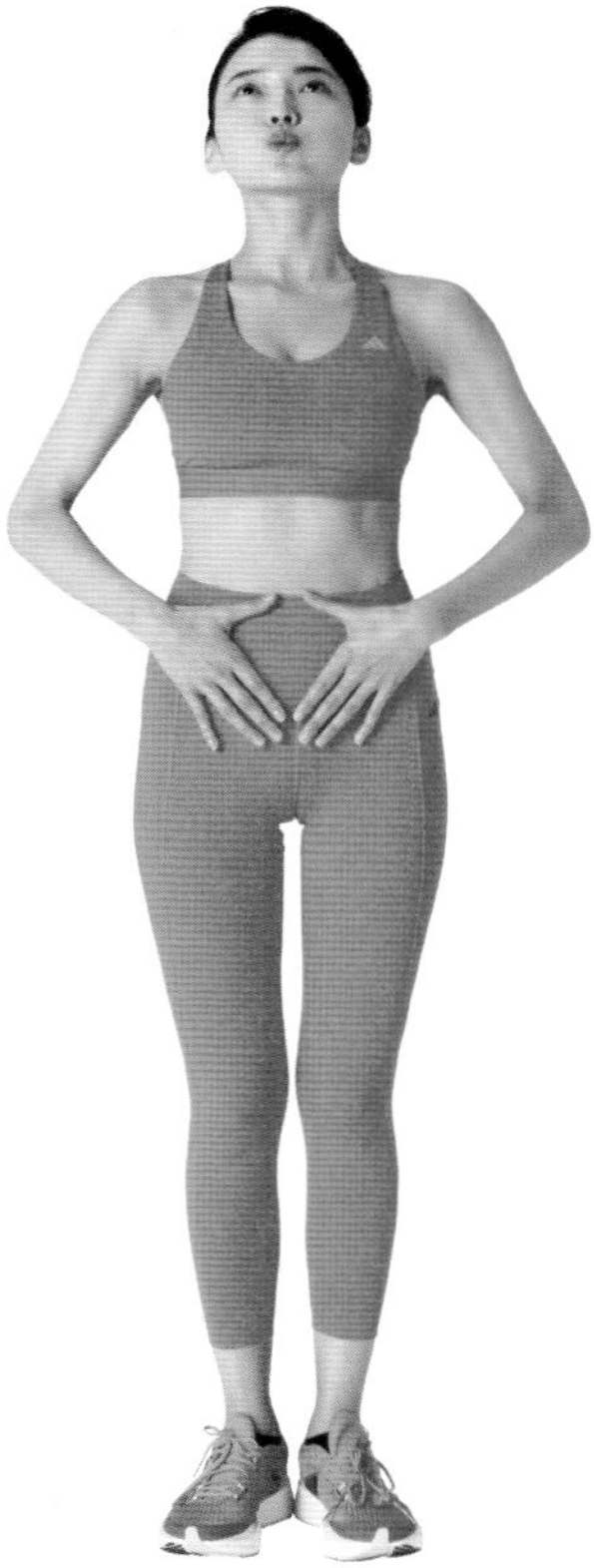

丹田に手をあてて鼻から3秒息を吸い、丹田を意識して口から15秒息を吐きます。

⬇P.11参照

2 ロングブレス

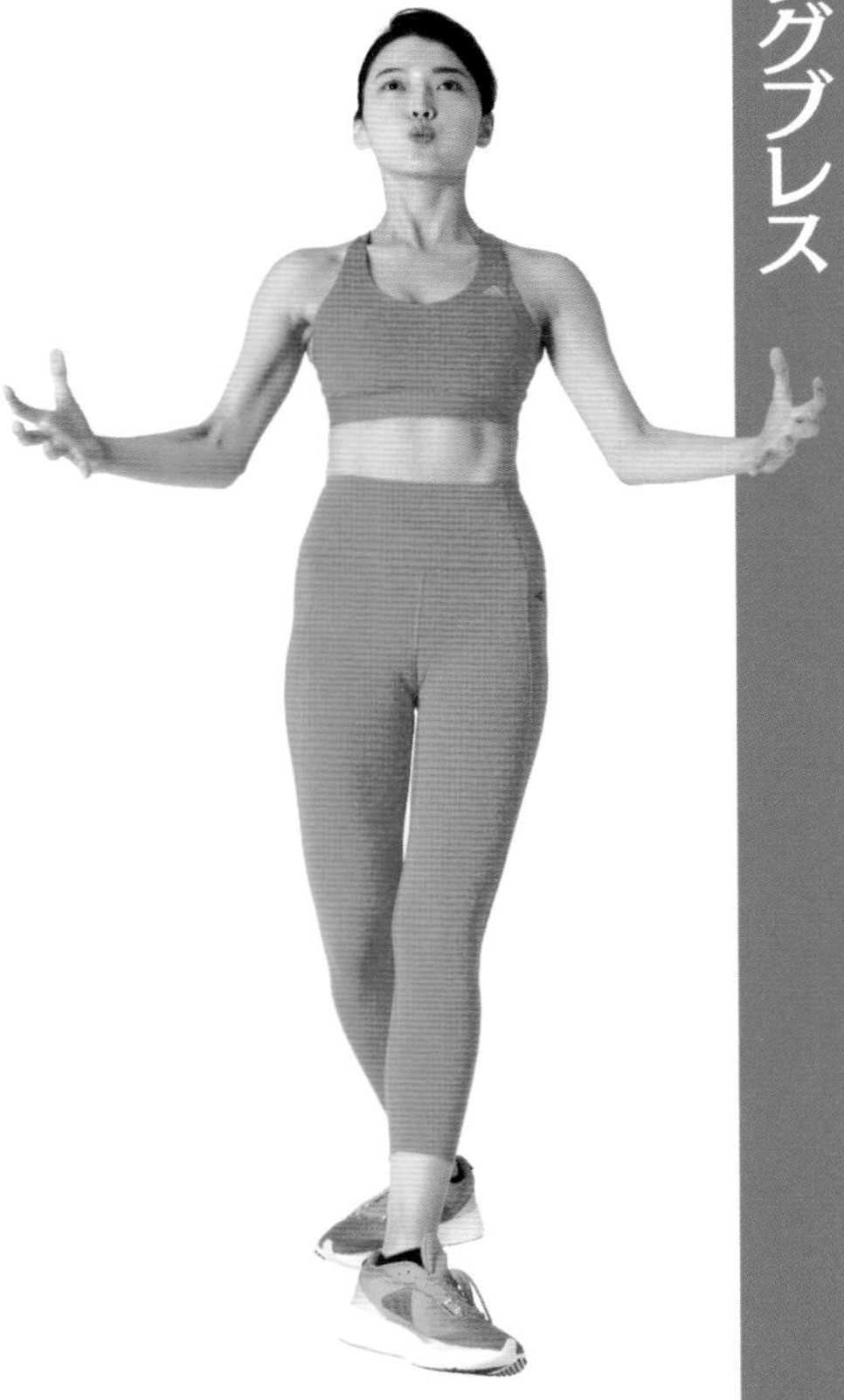

両腕を頭上に上げてお尻をキュッと締め、ゆっくり鼻から3秒息を吸い、左右の肩甲骨がつくくらい両腕を広げます。大きなボールを横からつぶすように口から7秒息を吐きます。

⬇P.12〜13参照

3 グーパー運動

指をしっかり握って開くことで、指先まで酸素を行き渡らせ、血行をよくします。指先のこわばりが改善されていきますよ。

1 両腕を肩の高さに上げ、肩甲骨をぐっと寄せる

かかとをつけて立ち、両腕を肩の高さに上げ、肘を直角に曲げて手をグーの形に。肩甲骨をくっつけるように背中の真ん中に寄せる。

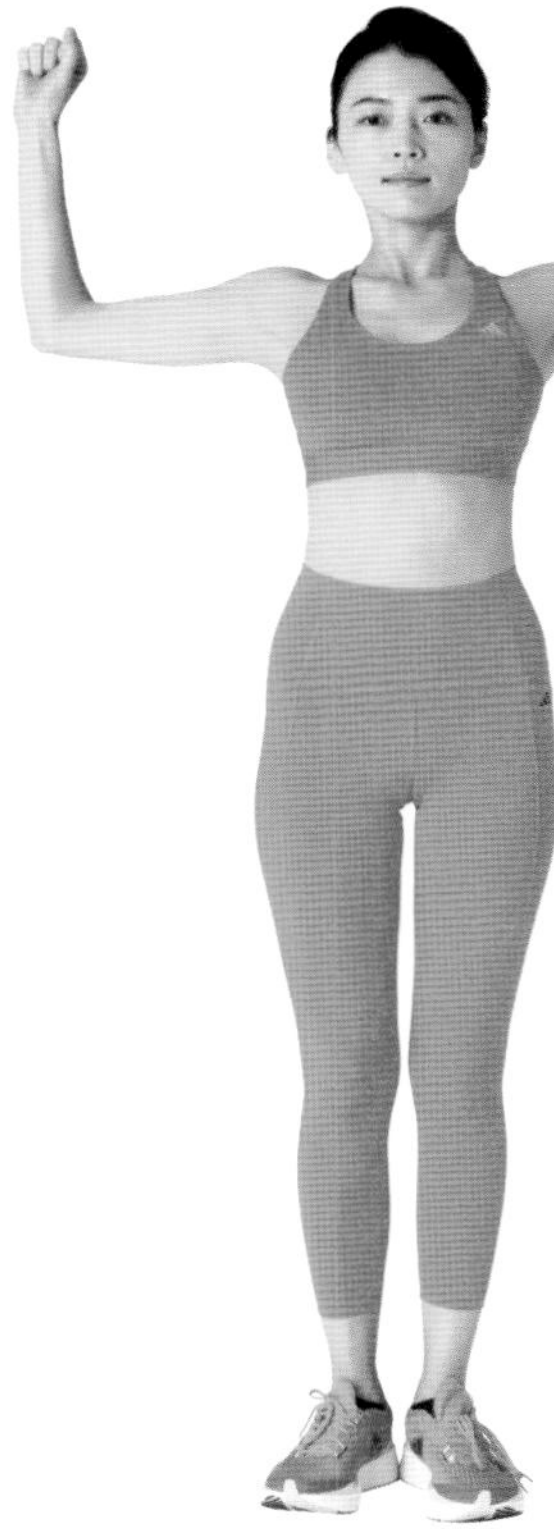

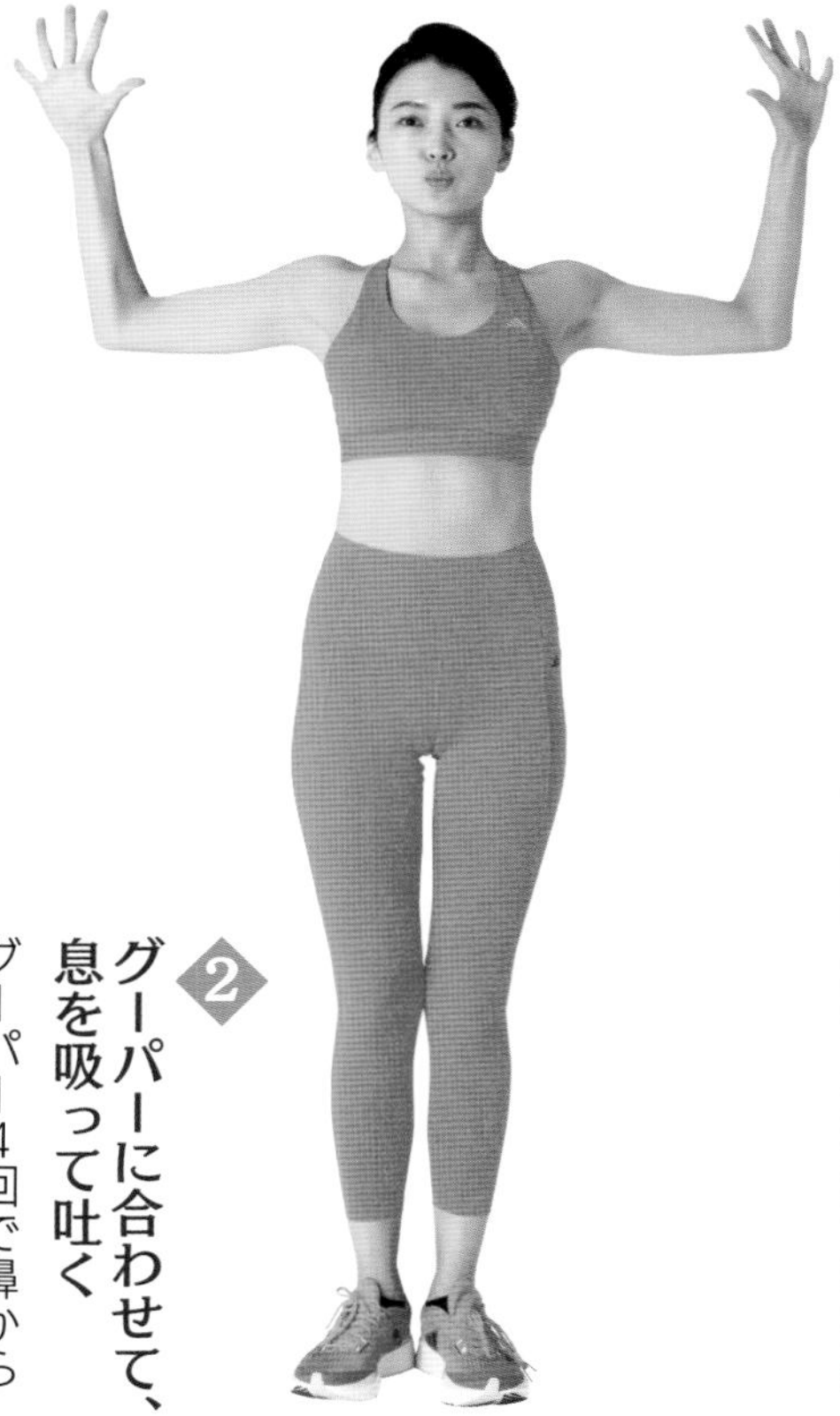

2 グーパーに合わせて、息を吸って吐く

グーパー4回で鼻から息を吸い、グーパー6回で口から吐く。これを3セット繰り返す。吐くときは肺から空気を出し切るイメージで。

4 肩甲骨ストレッチ

肩甲骨をグッと背中の真ん中に寄せ、首、肩、背中の筋肉を伸ばしていきます。コリがほぐれて、猫背の方は姿勢もよくなりますよ。

1 背中の後ろで手を組み、肩を大きく開く

かかとをつけ、つま先を開いて立ち、両腕を後ろにまっすぐ伸ばして手を組む。丹田を意識しながら、鼻から3秒息を吸う。

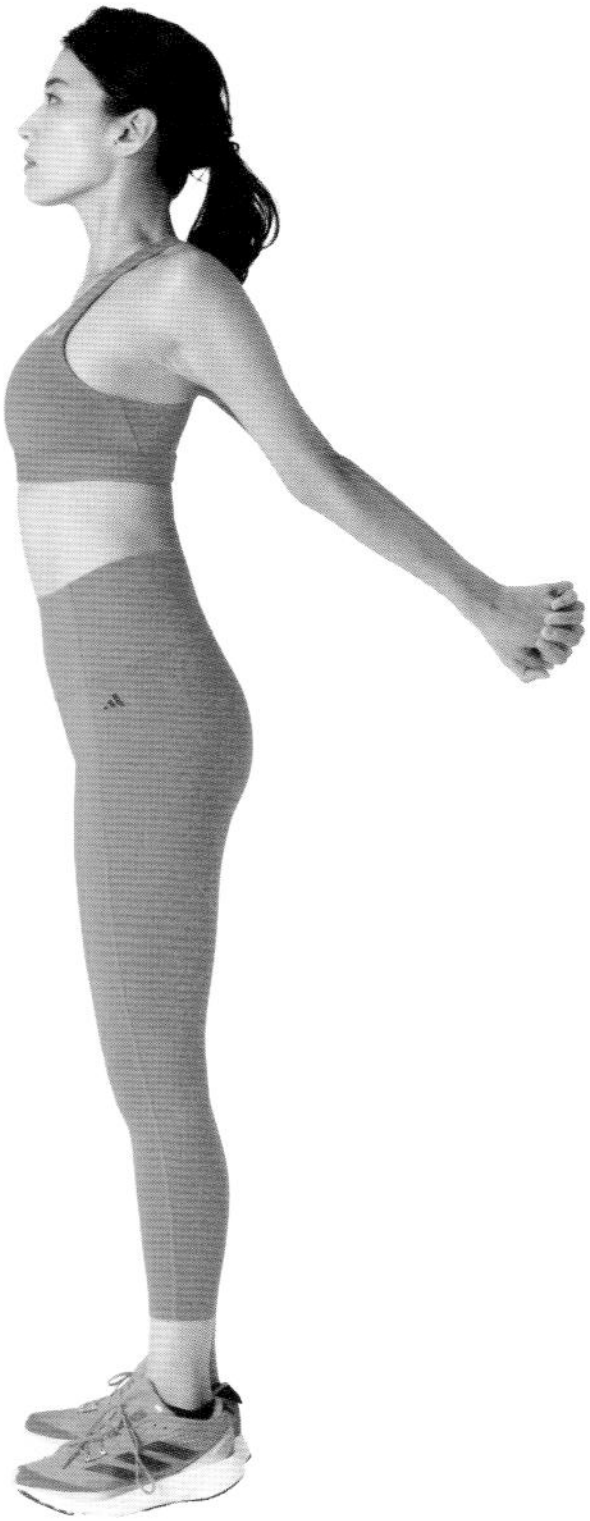

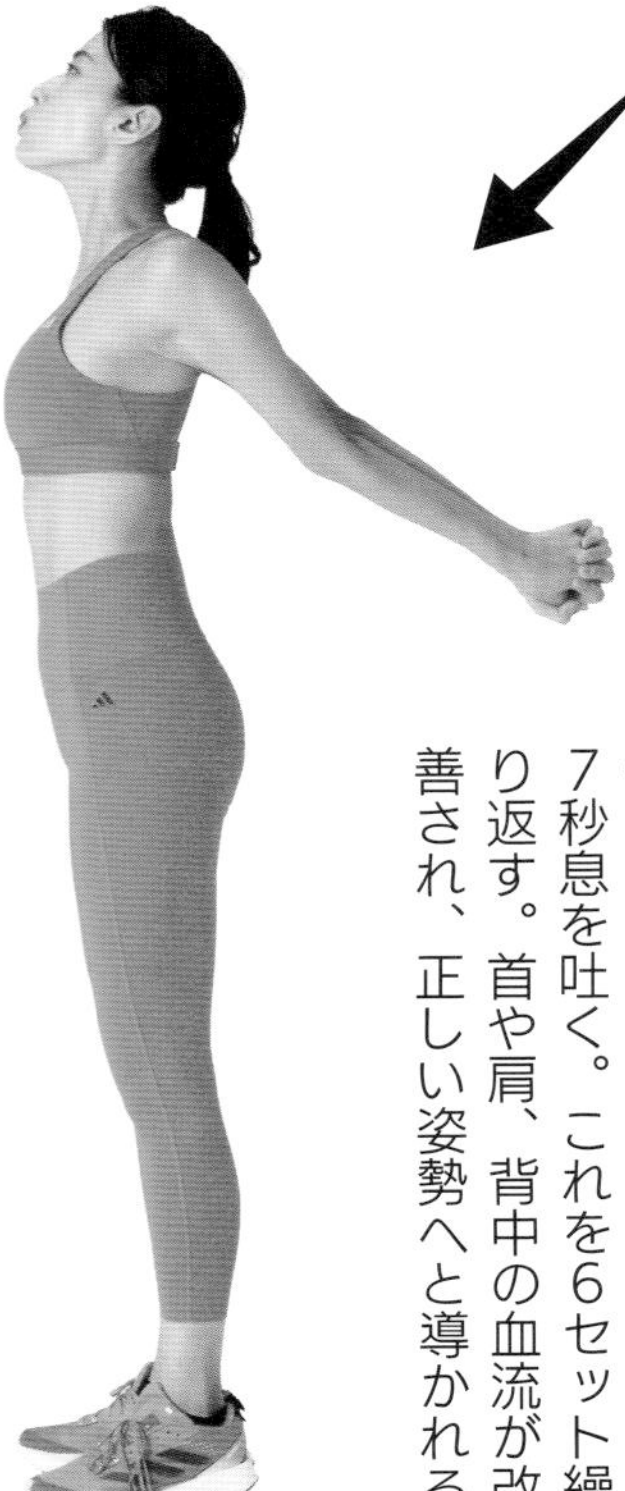

2 腕をできるだけ伸ばし、口から7秒息を吐く

❶の姿勢で頬を膨らませ、口から7秒息を吐く。これを6セット繰り返す。首や肩、背中の血流が改善され、正しい姿勢へと導かれる。

5 肩回し運動

指先をほぐし、肩甲骨をストレッチした後は、肩周りの筋肉のエクササイズ。肩をできるだけ大きく回すことがポイントです。

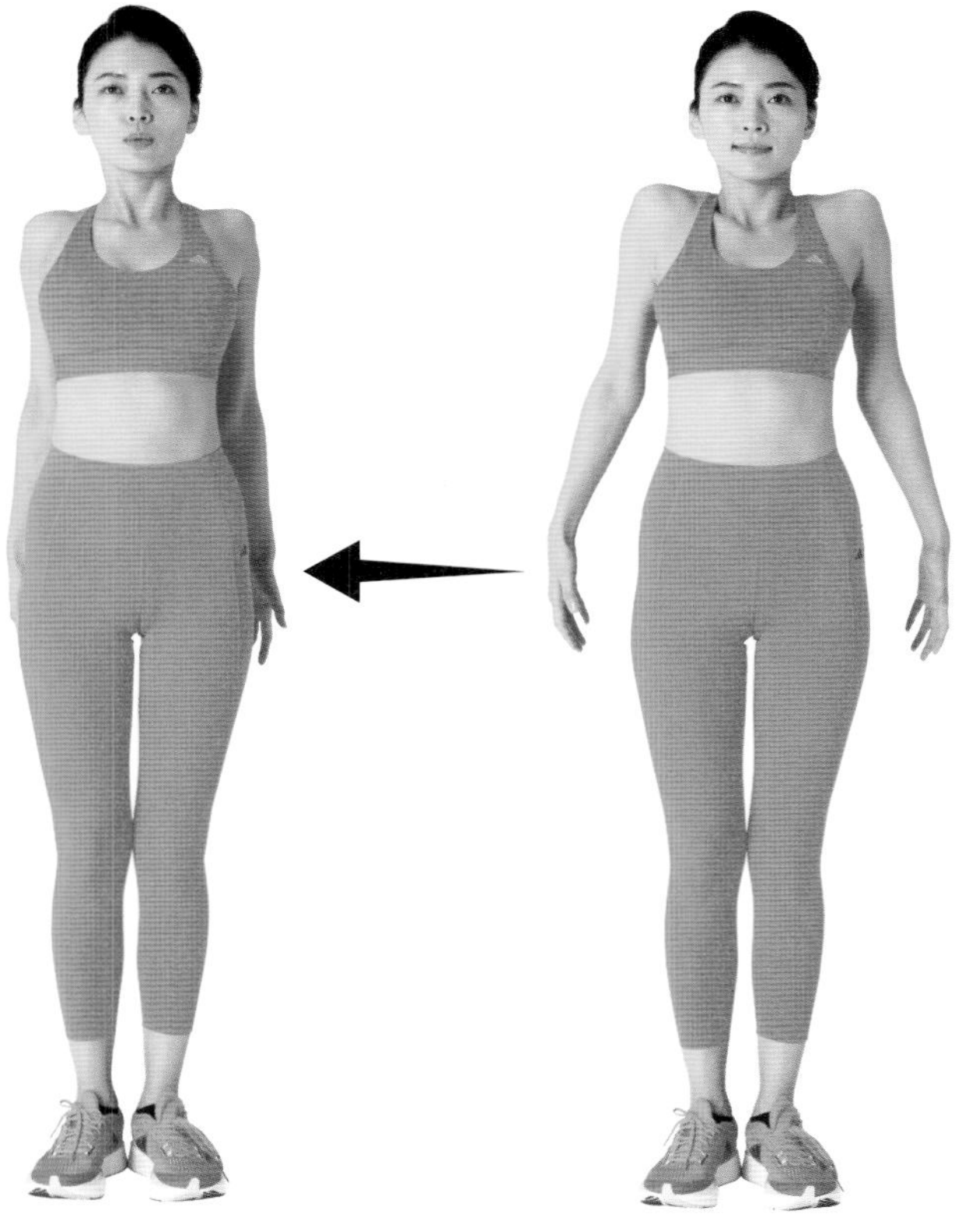

❶ 肩甲骨を寄せながら、肩を回して息を吸って吐く

かかとをつけて立ち、肩甲骨を寄せた状態で肩を前から後ろへと回しながら、鼻から息を吸って口から吐く。これを6回行う。

❷ 肩を後ろから前に回し、息を吸って吐く

肩甲骨を寄せた状態で、肩を後ろからぐーっと上げて前に回す。鼻から息を吸い、口から吐きながら7回行う。最後に❶を5回行う。

6 リズム運動

最後は、2分間のリズム運動。脚踏みをしながら腕の振りを3パターン変えます。心肺機能が高まり、持久力がアップ。腰痛改善にも。

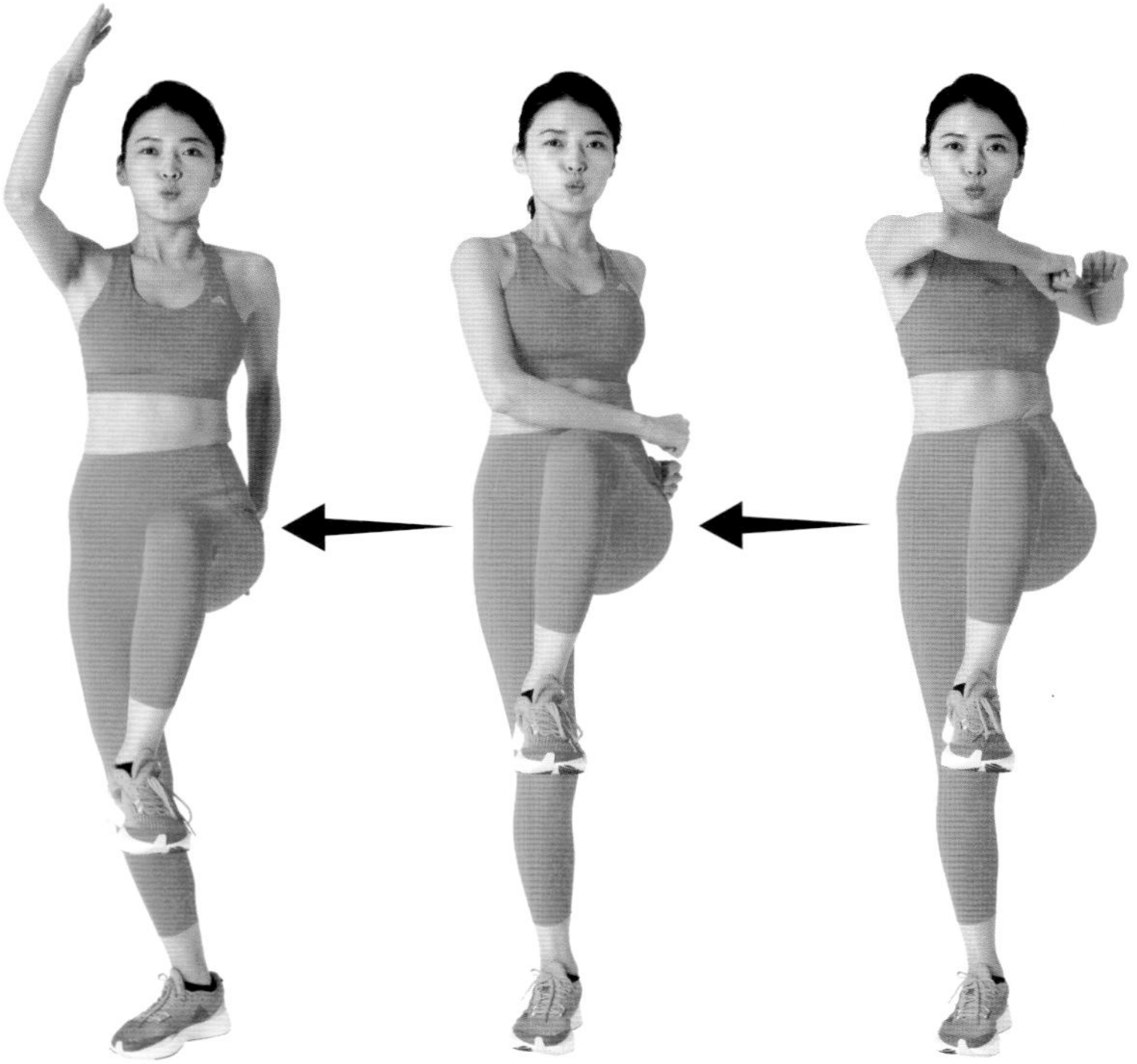

1 胸の高さで両腕を左右に振って腰をひねる

両腕の肘を曲げ、胸の高さで手はグーに。脚踏みに合わせ、上げた脚の側に腰をひねる。「4回で吸って6回で吐く」を6セット。

2 腰の高さで両腕を左右に振って腰をひねる

腰をひねることをしっかり意識しながら、膝を高く上げ、腕を腰の位置で横振りする。「4回で吸って6回で吐く」を6セット。

3 脚踏みとテンポを合わせて腕を振る

リズムよく膝を高く上げて脚踏みをし、両腕を縦に思い切り振る。「4回で吸って6回で吐く」を6セット。肩から腕の血行が改善。

月曜日

100歳まで
元気でいるための
メソッド

これなら
続けられる
毎日7分
メソッド

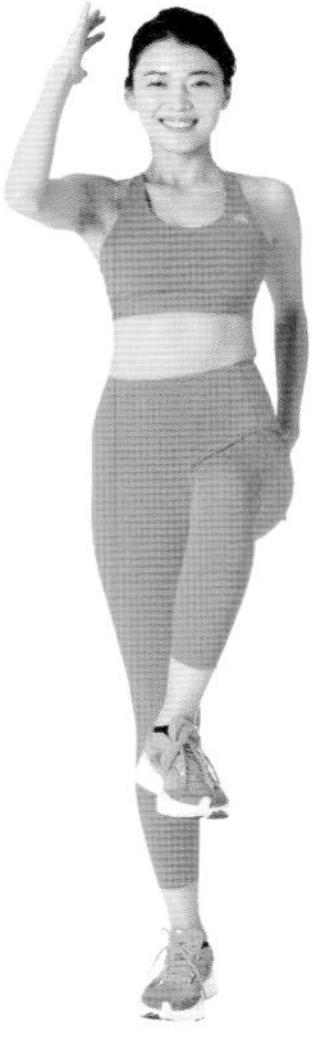

足腰をスムーズに動かすための運動を行います。
太ももの前面に位置する大腿四頭筋《だいたいしとうきん》。
ここを鍛えると、膝関節が安定し、
立ち上がる力や正しい姿勢で歩く力がつきます。
すり足歩きの改善や転倒防止にも。
腰痛や膝の痛みを和らげることにもつながりますよ。

1 基本の呼吸

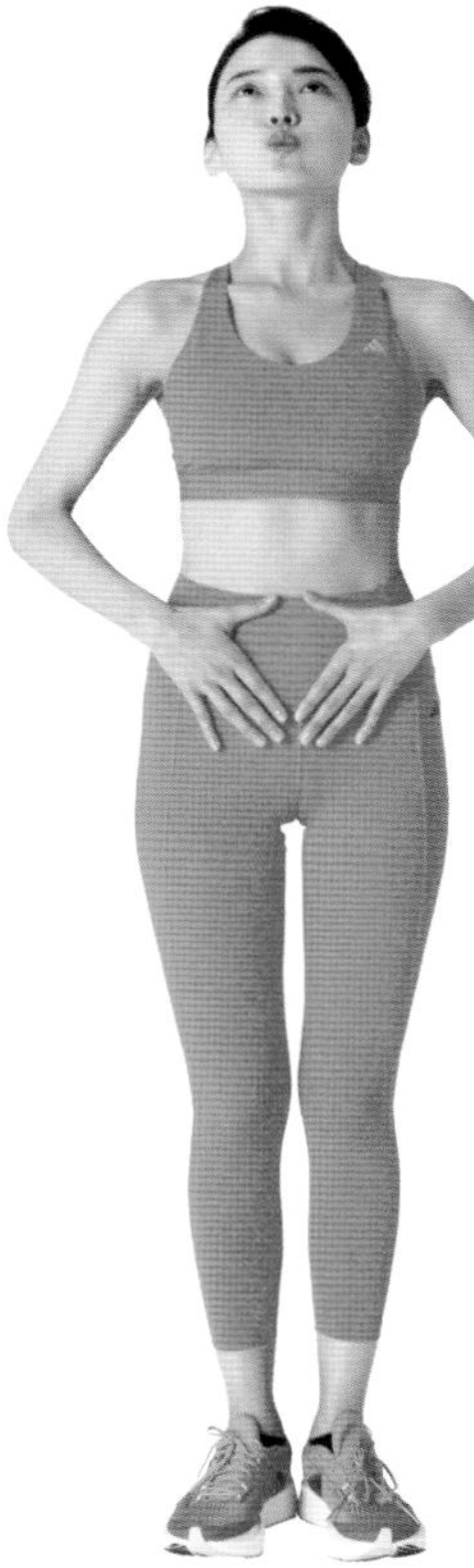

丹田に手をあてて鼻から3秒息を吸い、丹田を意識して口から15秒息を吐きます。

↓P.11参照

2 ロングブレス

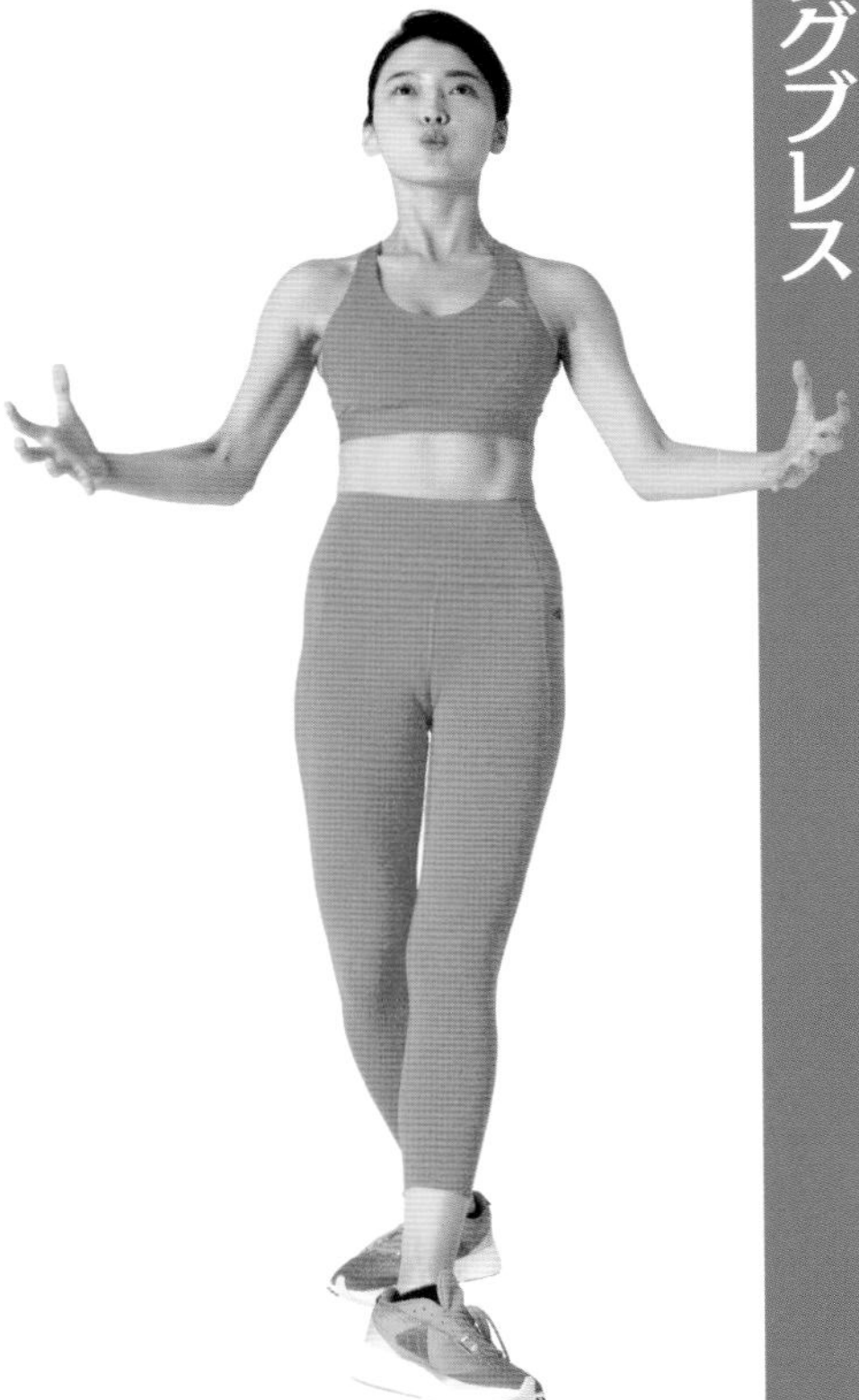

両腕を頭上に上げてお尻をキュッと締め、ゆっくり鼻から3秒息を吸い、左右の肩甲骨がつくくらい両腕を広げます。大きなボールを横からつぶすように口から7秒息を吐きます。

↓P.12〜13参照

3 足上げ運動

正しい姿勢で歩くための第一歩。椅子を使ったエクササイズで、大腿四頭筋を鍛えます。背もたれによりかからないようにしましょう。

❶ 膝が90度になるように椅子に座り、鼻から息を吸う

膝が直角になるように脚をそろえて椅子に座る。太ももに手を置き、肩甲骨を寄せ、お腹とお尻に力を入れ、鼻から息を吸う。

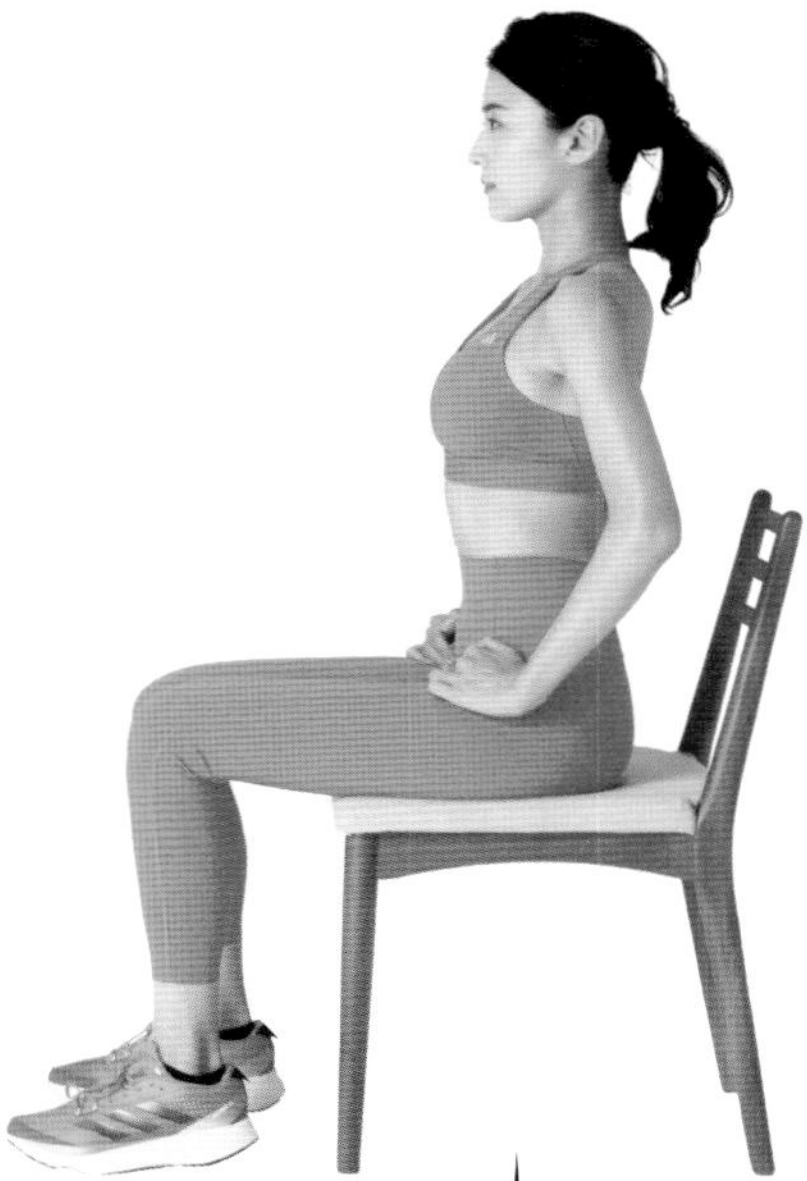

❷ 息を吐きながら膝から下を水平に伸ばす

口から息を吐きながら、床と水平になるまで膝下を上げる。❶～❷を右脚10回、左脚10回、交互に10回、合計30回行う。

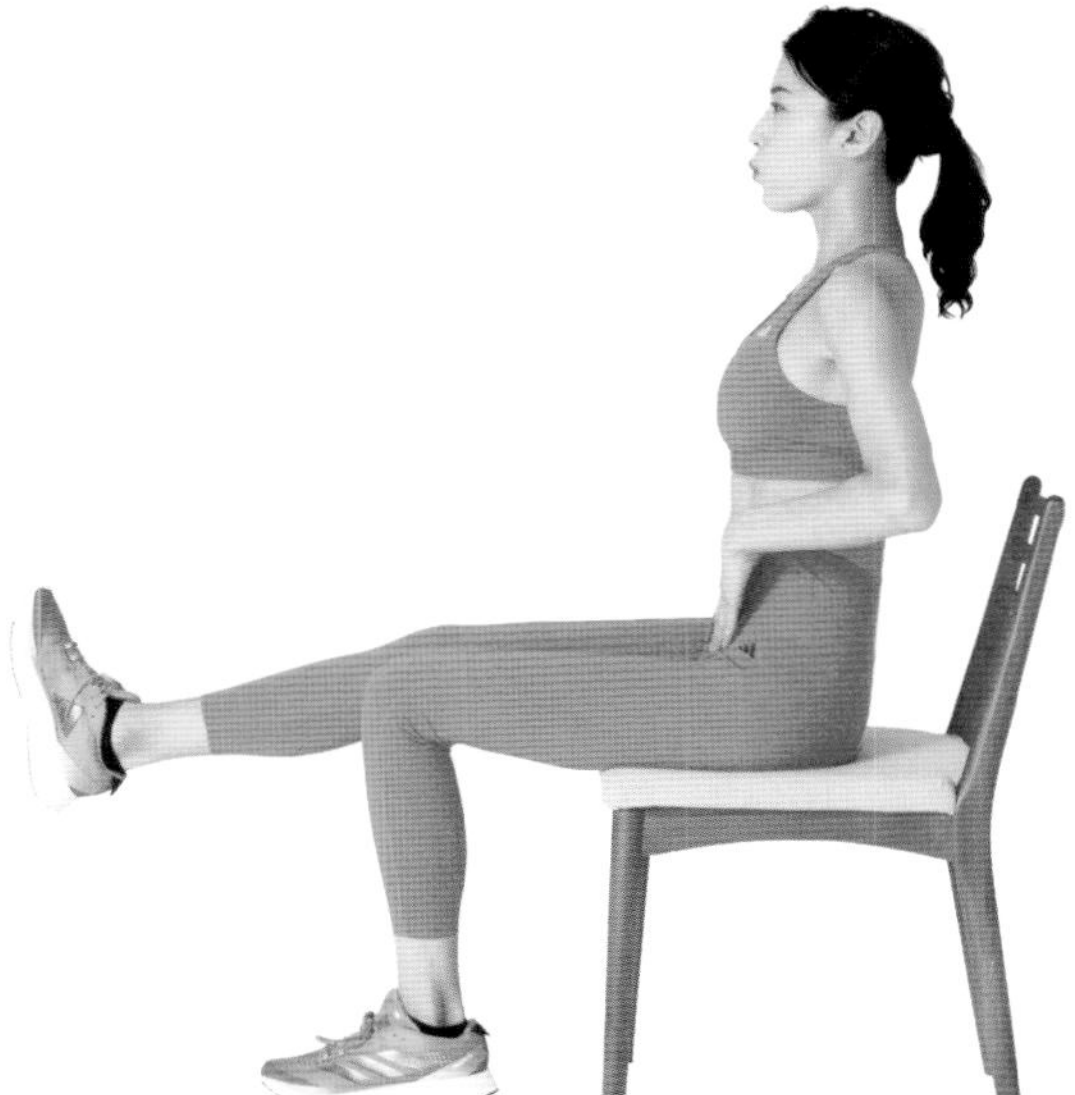

4 膝上げ運動

歩くのにいちばん大切な筋肉・腸腰筋。すり足歩きや、つまずきやすい人はここが衰えている証拠。太ももを高く上げましょう。

❶ 腸腰筋を意識しながら、鼻から息を吸う

膝が直角になるように脚をそろえて椅子に座る。腰周りの筋肉である腸腰筋を意識しながら鼻から息を吸う。

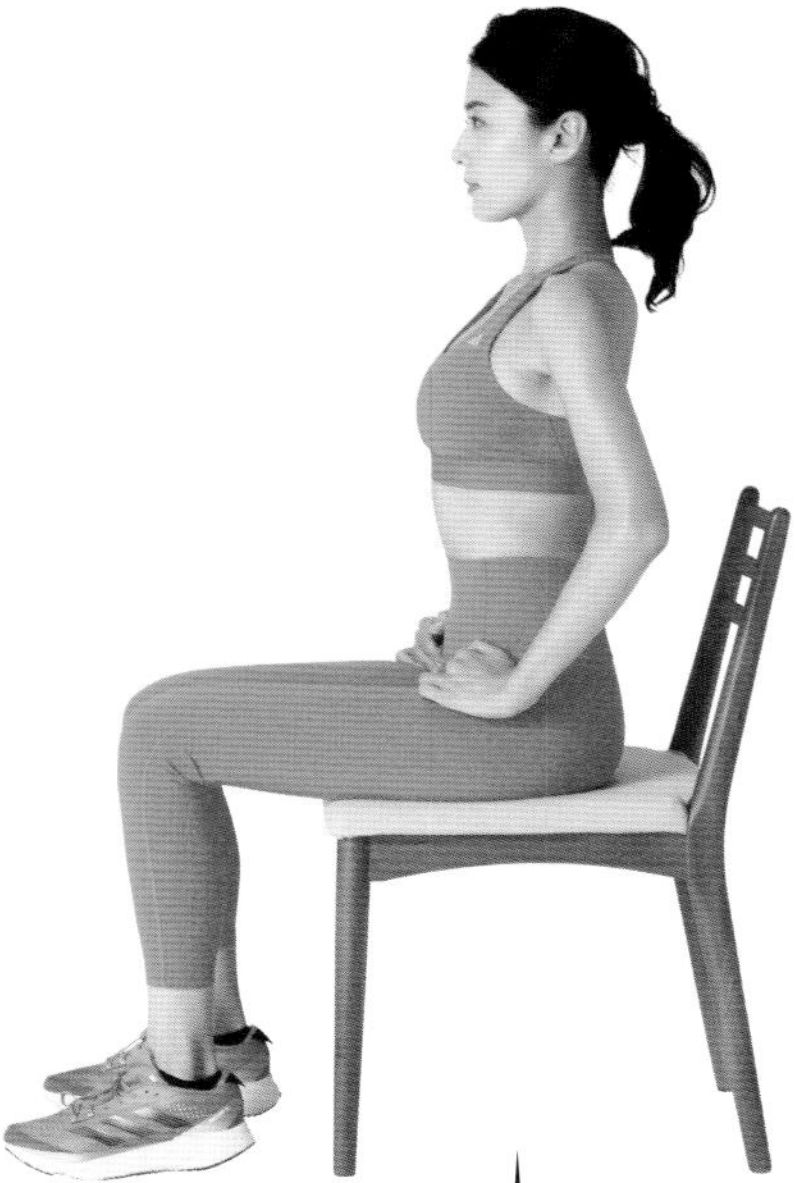

❷ 腰をそらさずに、太ももを高くあげる

口から息を吐きながら、太ももを高く上げる。腰はそらさないこと。❶～❷を右脚10回、左脚10回、交互に10回、合計30回行う。

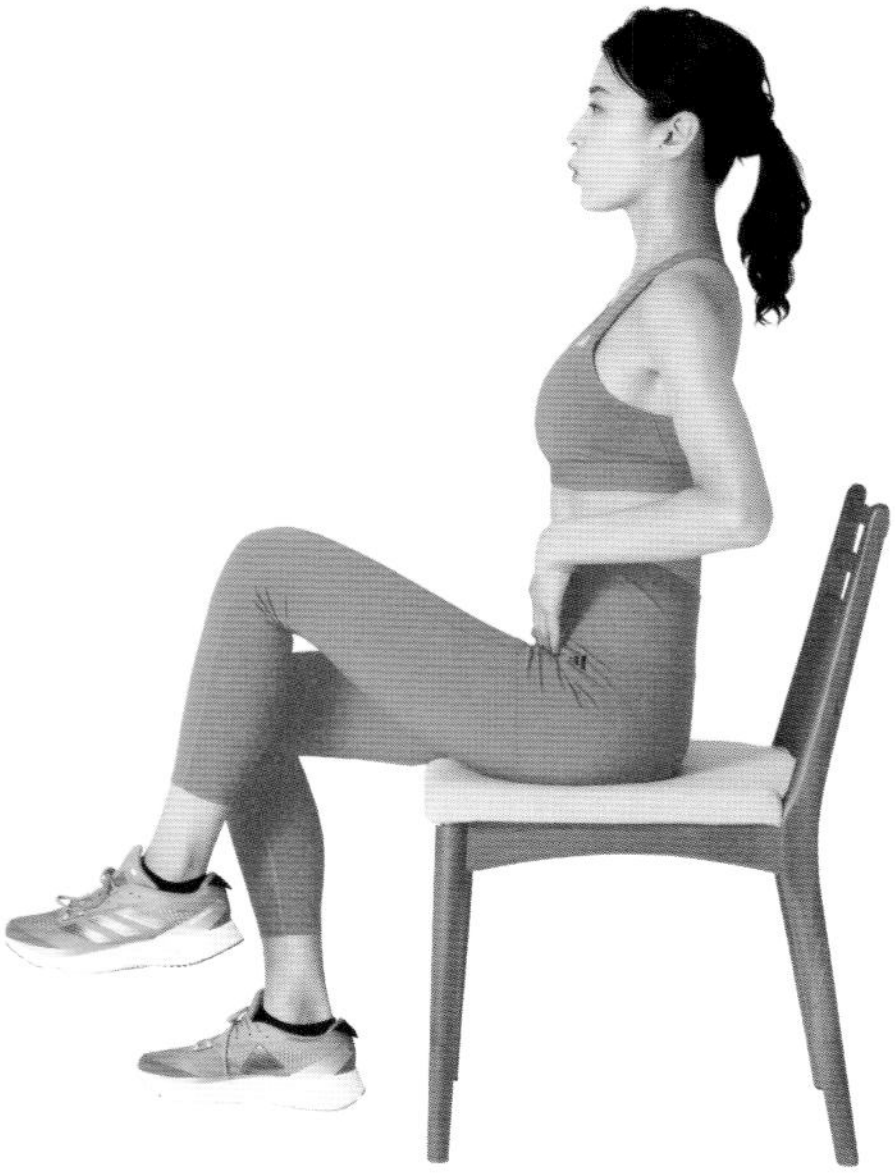

5 スクワットⅠ

何かに手をついて立ち上がる人、クセづくと自力で立てなくなりますよ。ここでは大腿四頭筋を鍛え、立ち上がる力をつけていきます。

❶ 母趾球に重心を置いて座り両手を頭まで上げ息を吸う

両脚を肩幅大に開いて座り、母趾球（親指の裏）に重心を置く。両手を頭の高さでパーに開き、肘を直角に曲げた状態で鼻から息を吸う。

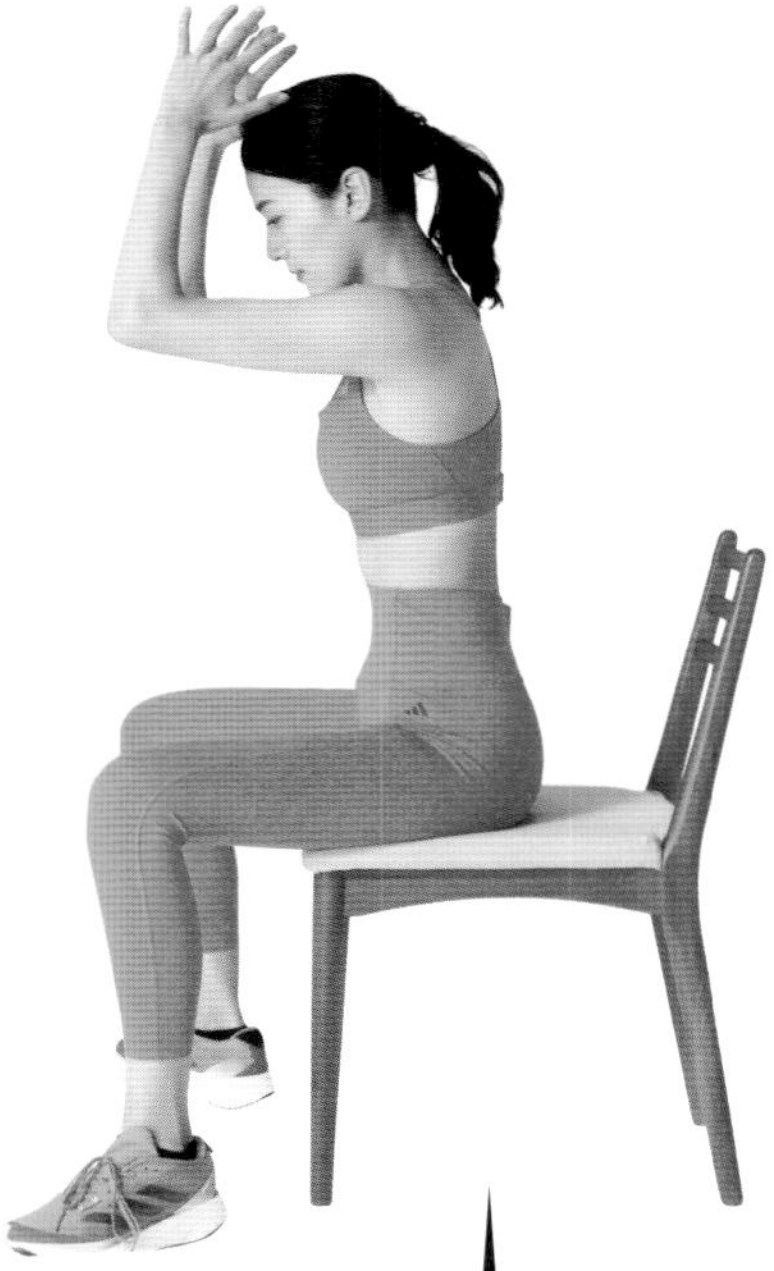

❷ 腕を振り下ろしながら、内股に力を入れて立って息を吐く

口から息を吐きながら、腕を振り下ろすと同時に立ち上がる。母趾球に力を込めることで脚の内側が鍛えられる。❶〜❷を10回行う。

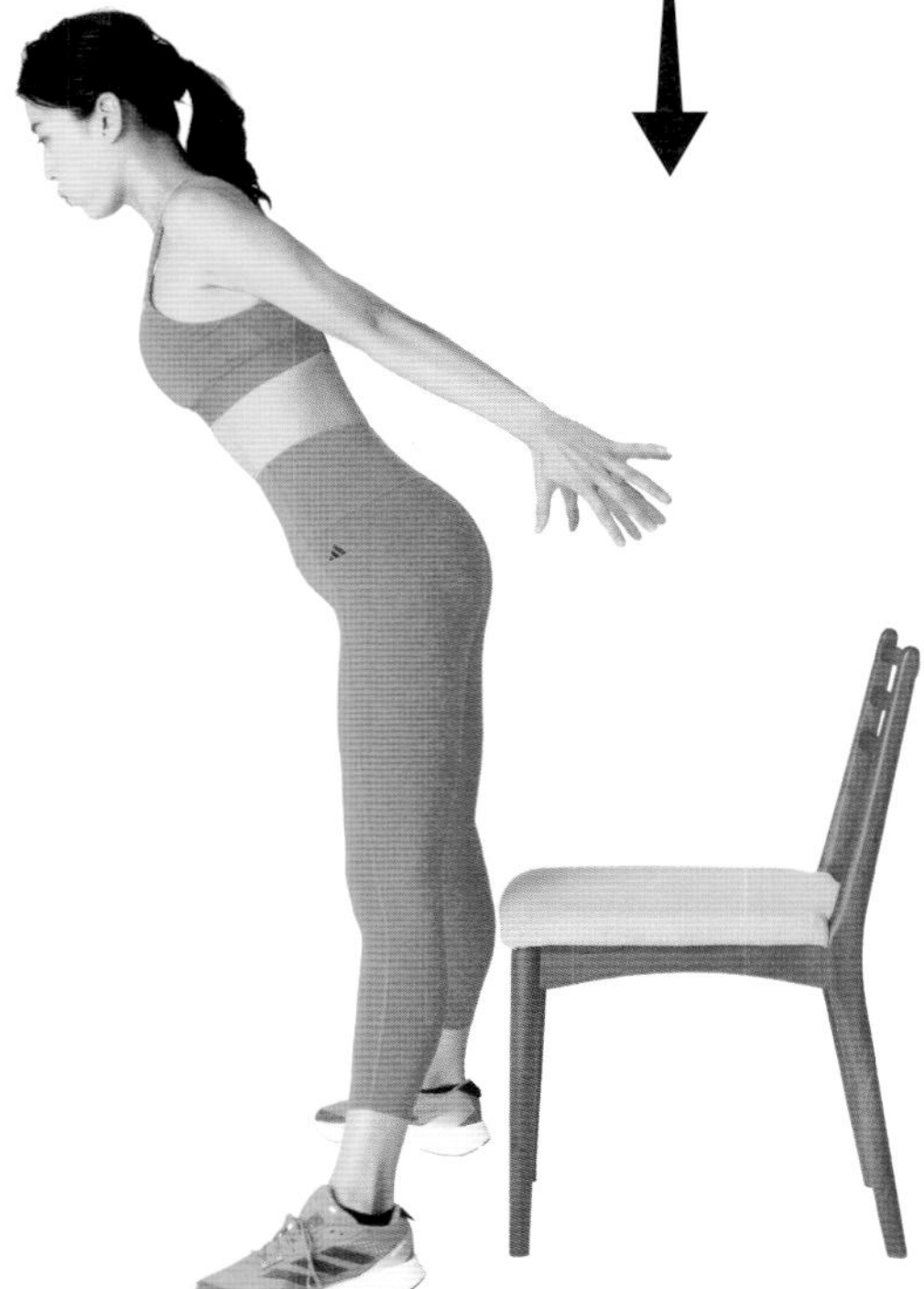

6 スクワットⅡ

今度は、お尻をつけないスクワットです。椅子を使って浅めの前傾姿勢で行うので、膝を痛めるリスクが軽減されます。

❶ 椅子にお尻をつけず、腰を落として息を吸う

両脚を肩幅大に開き、椅子の座面近くまで腰を落とし、母趾球に重心を置く。手を頭の高さで開き、肘を直角に曲げて鼻から息を吸う。

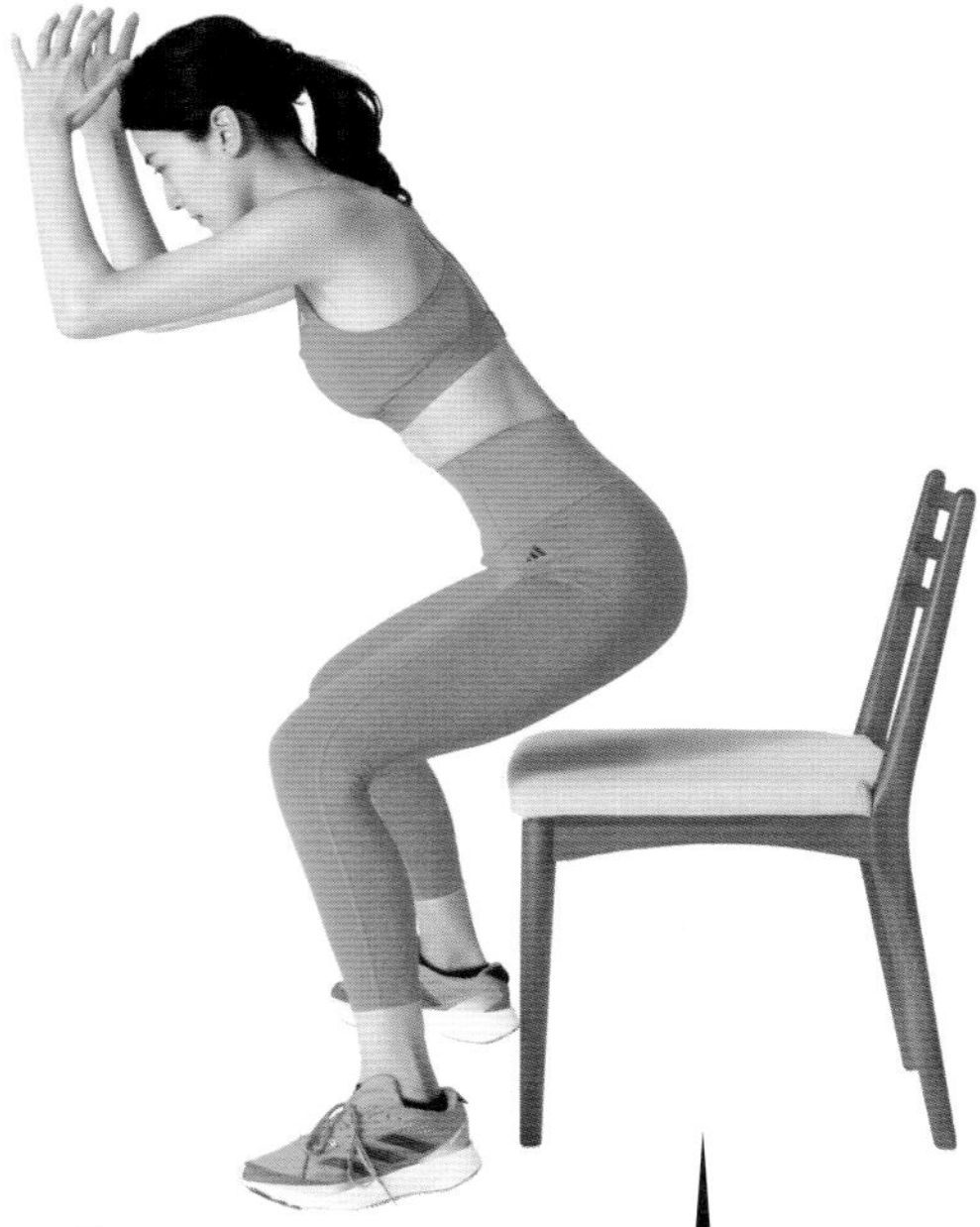

❷ 腕を振り下ろし、脚を伸ばしながら息を吐く

口から息を吐きながら、腕を振り下ろし、脚を伸ばして立ち上がる。母趾球に力を込めることで、強い足腰に。❶～❷を10回行う。

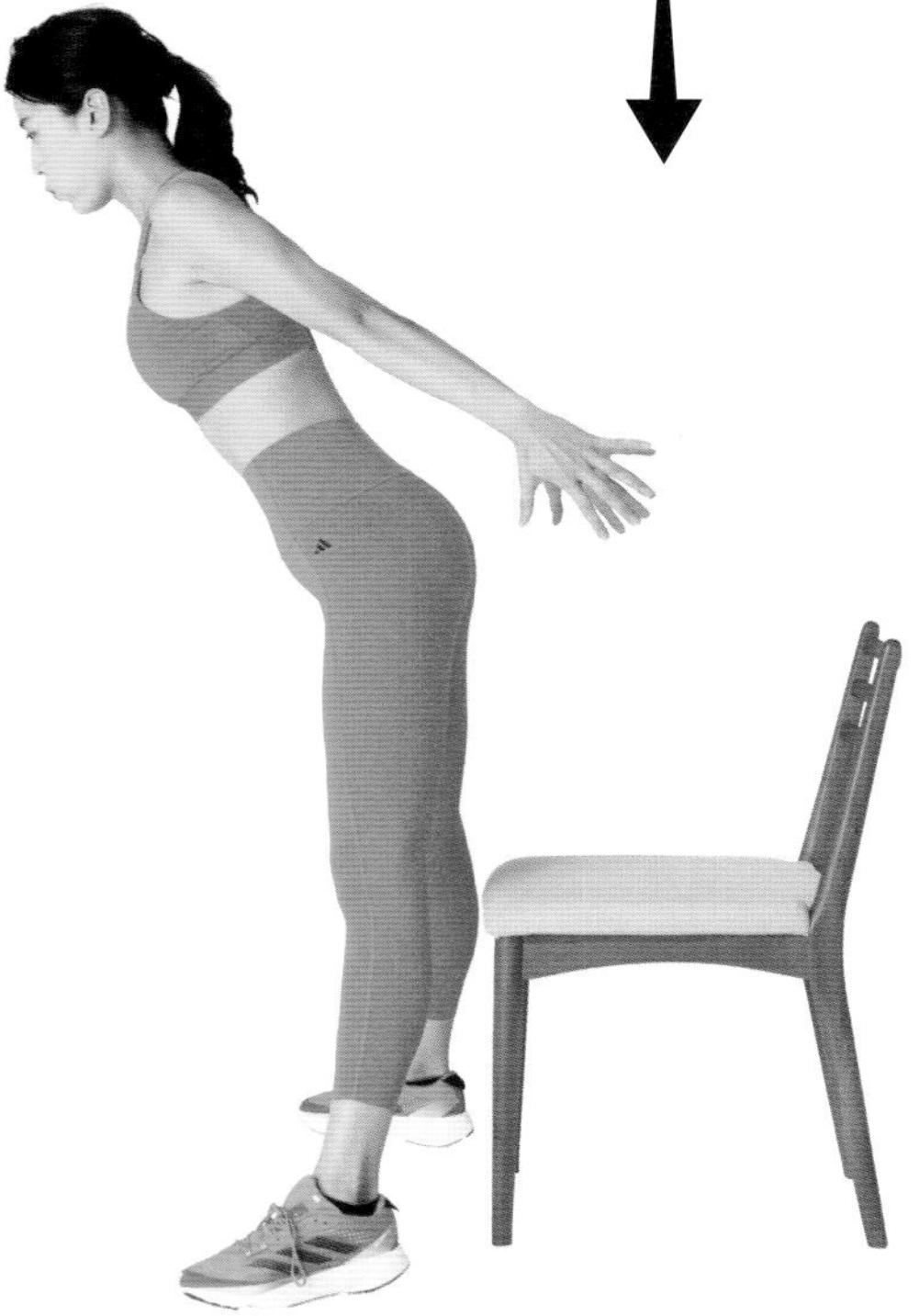

7 脚踏み運動

歩くときに手を振らないと、転びやすくなり、すり足で歩くクセがついてしまいます。ここで手を振る感覚を取り戻しましょう。

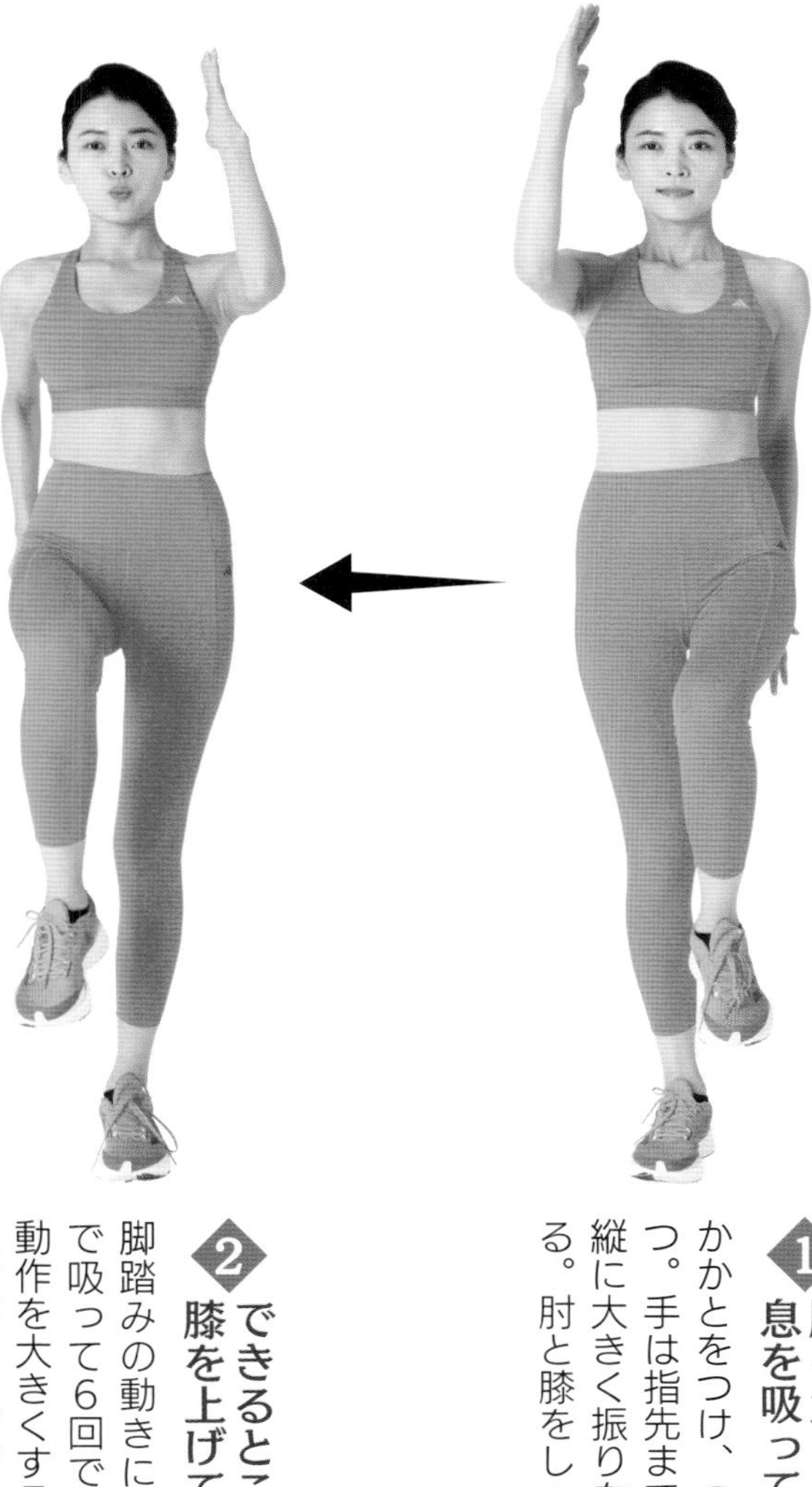

1 腕を大きく振りながら息を吸って吐く

かかとをつけ、つま先を開いて立つ。手は指先まで伸ばして、腕を縦に大きく振りながら脚踏みをする。肘と膝をしっかり上げる。

2 できるところまで、膝を上げて脚踏みを

脚踏みの動きに合わせて、「4回で吸って6回で吐く」。腕振りの動作を大きくすると、肩から腕の血行がアップ。合計6セット行う。

ロングブレスで無敵の100歳を目指せるわけ①

頻尿、尿失禁、便秘、便失禁の症状が改善する！

歳を重ねると、血管の劣化だけでなく、筋肉の量も落ちていきます。肛門の収縮を担う肛門括約筋や、膀胱や直腸を支えて排泄をコントロールする骨盤底筋群の力も低下します。そのため、尿失禁や便失禁などの症状につながります。

特に女性はもともと男性に比べて筋肉量が少なく、出産経験も重なると、尿失禁の症状が出やすくなります。ある調査によると、40歳以上の女性の4割以上に尿失禁の経験があるそうです。以前、私が老人ホームで講演した際も、尿失禁や頻尿に悩む方の声を多く聞きました。階段を下りるとき、何か重いものを持ったとき、咳《せき》やくしゃみをしたときに尿が漏れてしまうので、行動を制限せざるを得ないというのです。

これでは無敵の100歳から遠ざかってしまいますね。しかし、思い出してみてください。ロングブレスはお尻を締めるのがお約束。ロングブレスを続けていくうちに、おのずと肛門括約筋や骨盤底筋群は締め上げられ、尿失禁や便失禁症状を改善できるのです。

また、お腹を引っ込めたまま呼吸するので、腸の動きも活発化。そのため、便秘にも効果があります。こういったロングブレスの効果は絶大で、「長年悩んでいた便秘が治った」「尿失禁がなくなった」という声を、これまでにたくさんいただきました。排泄の悩みは人には言いづらいですよね。だからこそ、ぜひロングブレスを試してみてください。

火曜日

100歳まで 身体をしっかり整えるための メソッド

これなら
続けられる
毎日7分
メソッド

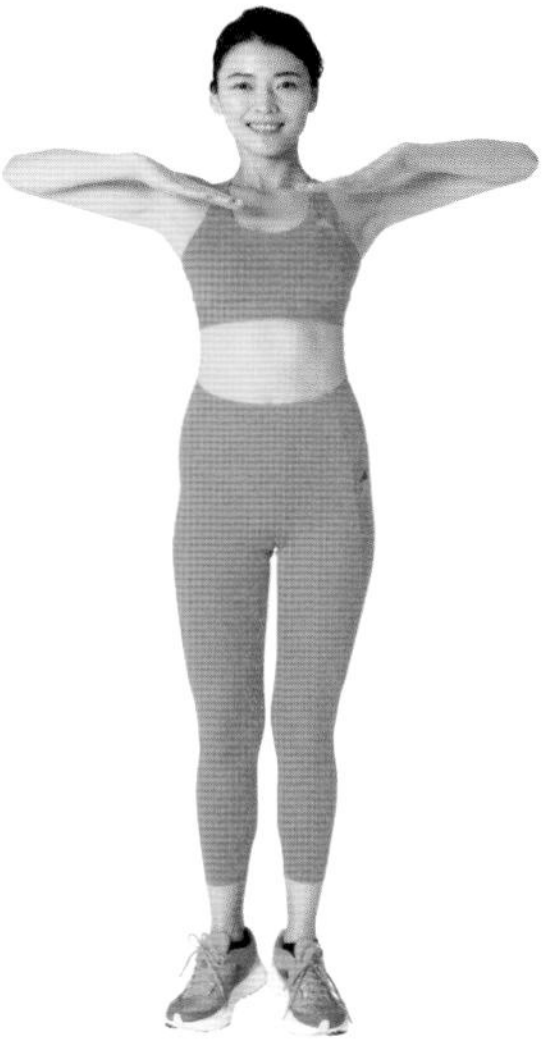

肩甲骨周り、股関節周りのエクササイズで血流を改善し、
こわばった身体をほぐしていきます。
肩甲骨周りは首から肩、背中にかけてを、
股関節周りは骨盤や大腿骨の周辺の硬さをほぐしていきます。
全身に血流をめぐらせて、
代謝のいい身体を目指しましょう。

1 基本の呼吸

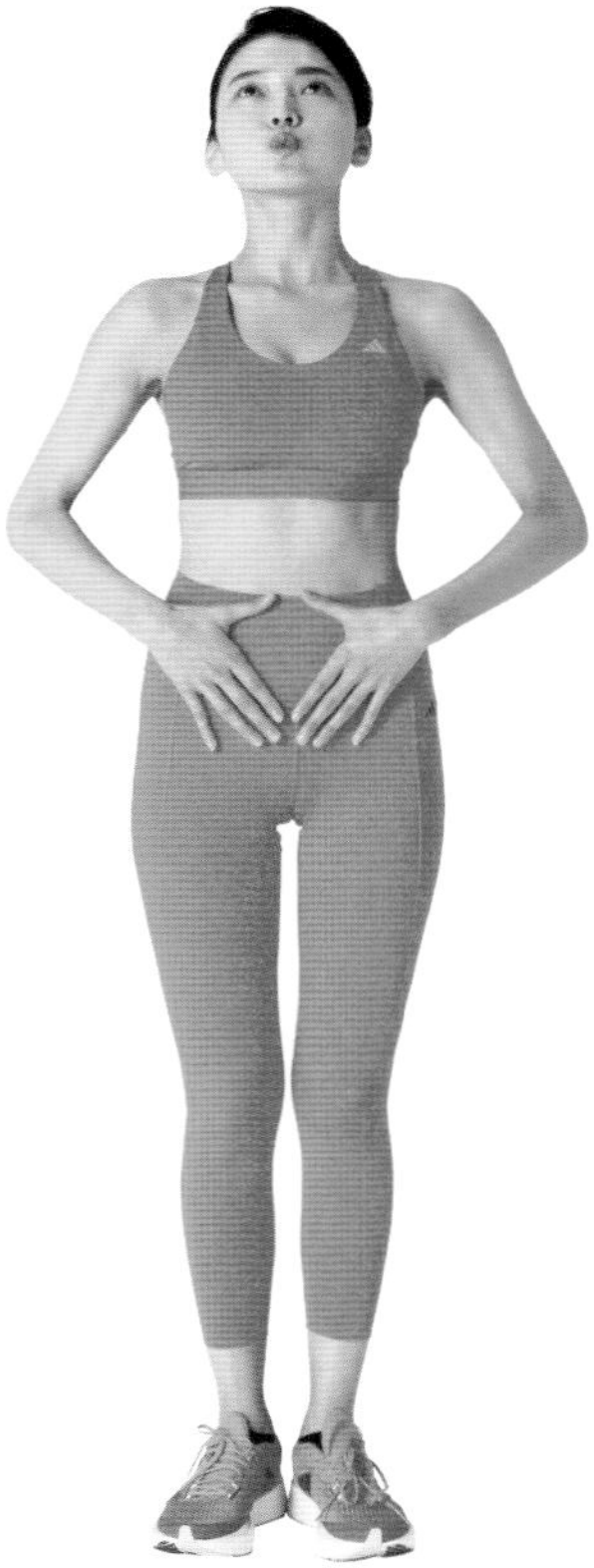

丹田に手をあてて鼻から3秒息を吸い、丹田を意識して口から15秒息を吐きます。

↓P.11参照

2 ロングブレス

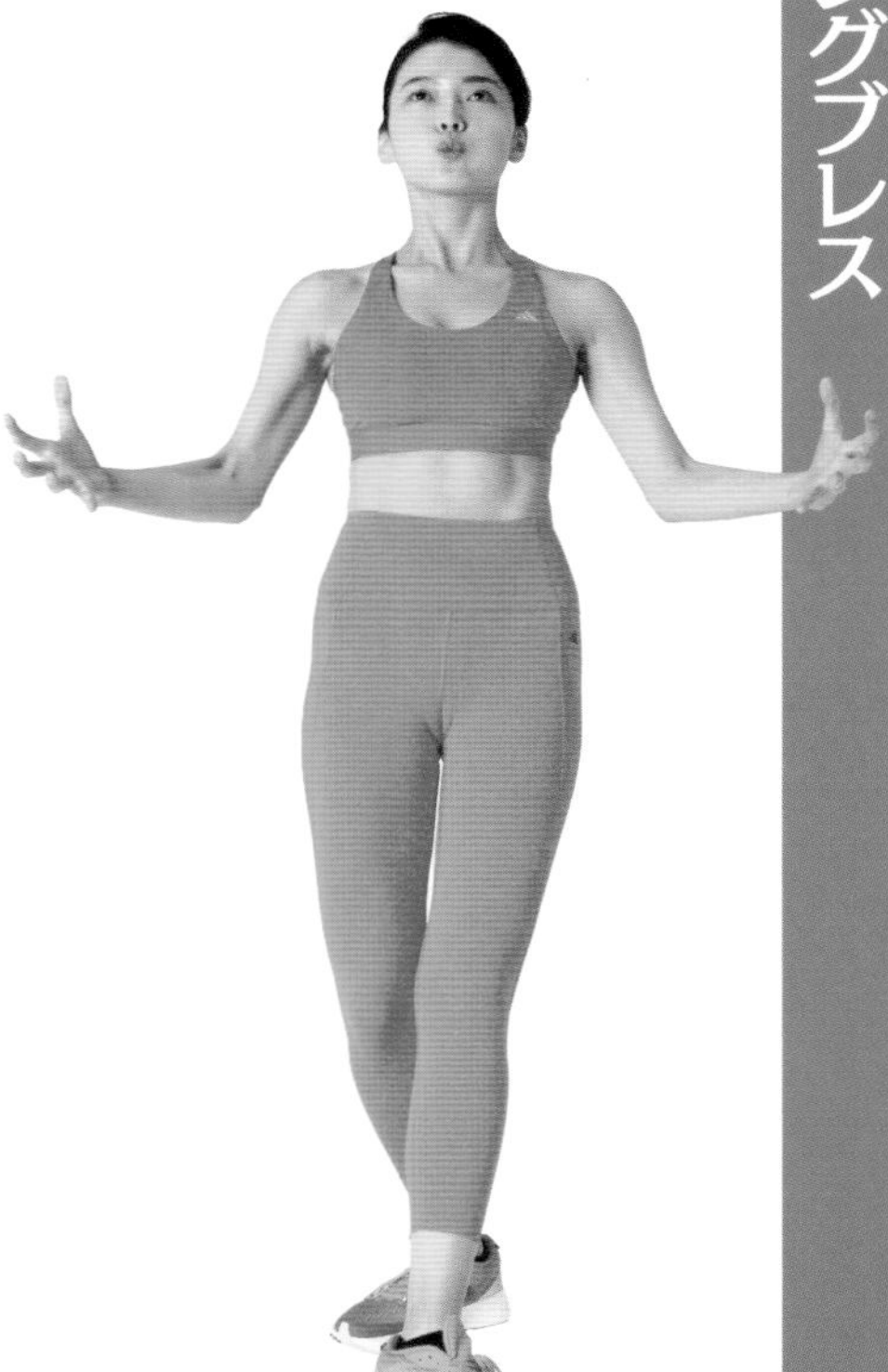

両腕を頭上に上げてお尻をキュッと締め、ゆっくり鼻から3秒息を吸い、両腕を広げます。左右の肩甲骨がつくくらい横からつぶすように口から7秒息を吐きます。

↓P.12～13参照

3 肩甲骨運動

肩甲骨周りの筋肉をほぐしていきましょう。リズムに乗って、しっかりと肩を後ろに。肩こりが改善していきますよ。

❶ 両腕を肩の高さに上げ、肘を曲げる

かかとをつけてまっすぐ立ち、両腕を肩の高さに上げて大きく開く。肘は軽く曲げ、指を開き、手のひらを前に向ける。

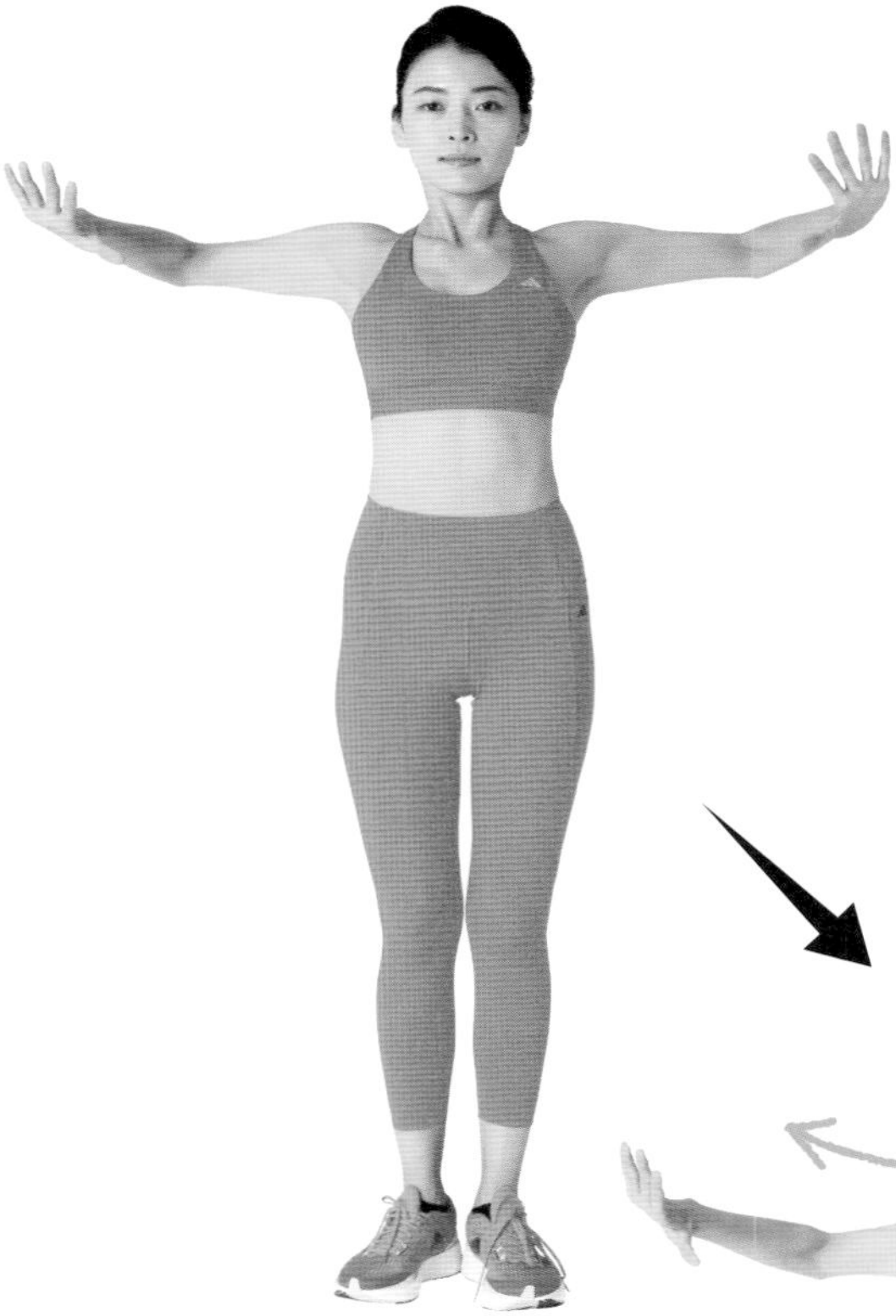

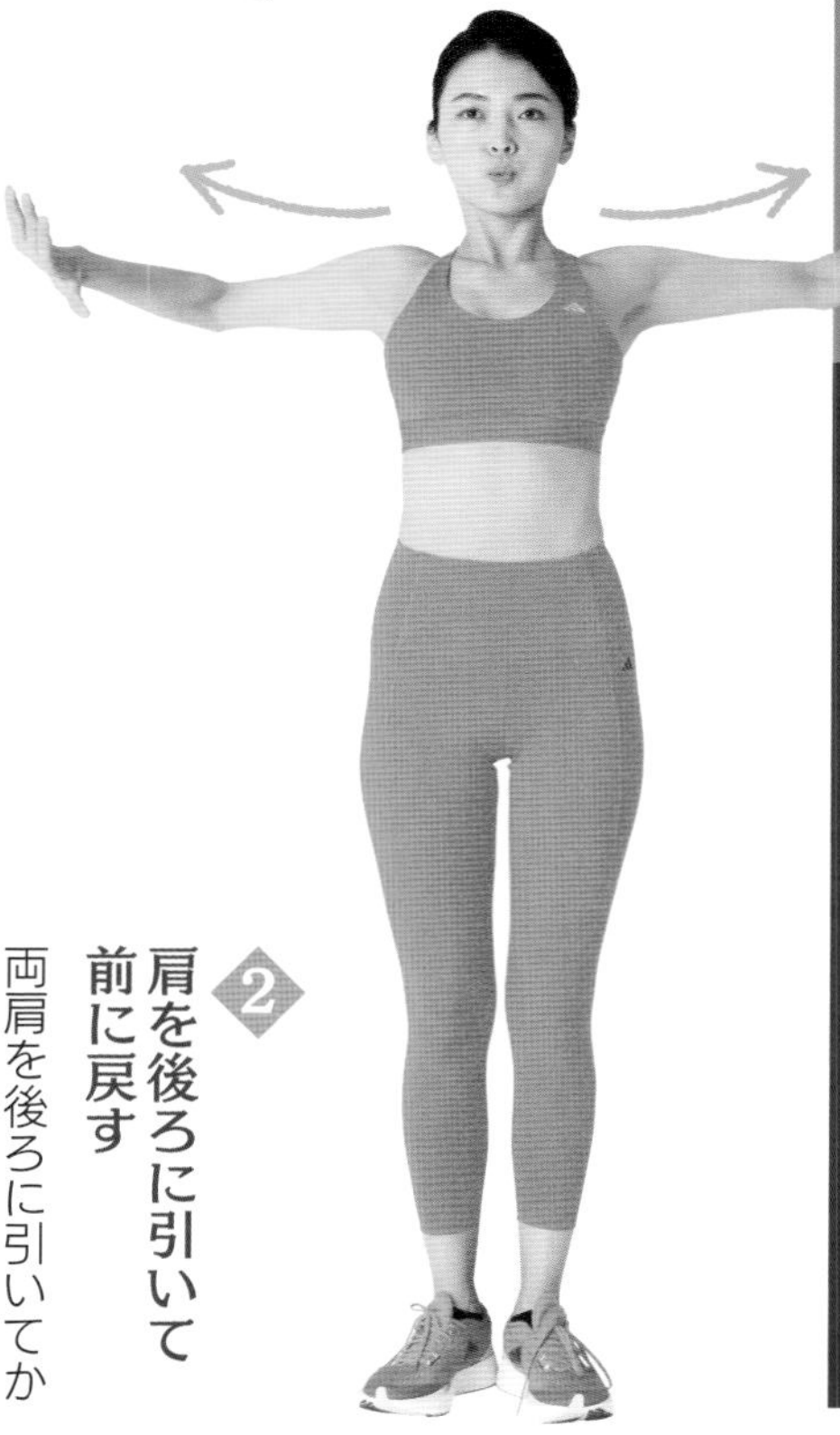

❷ 肩を後ろに引いて前に戻す

両肩を後ろに引いてから❶の状態に戻す。この動きを「4回で吸って6回で吐く」のリズムで、10回。5セット行う。

4 肩甲骨とふくらはぎ運動

全身へポンプのように血液を送り出す役目を持つふくらはぎ。ここでは肩と連動させることで、血のめぐりをどんどんよくします。

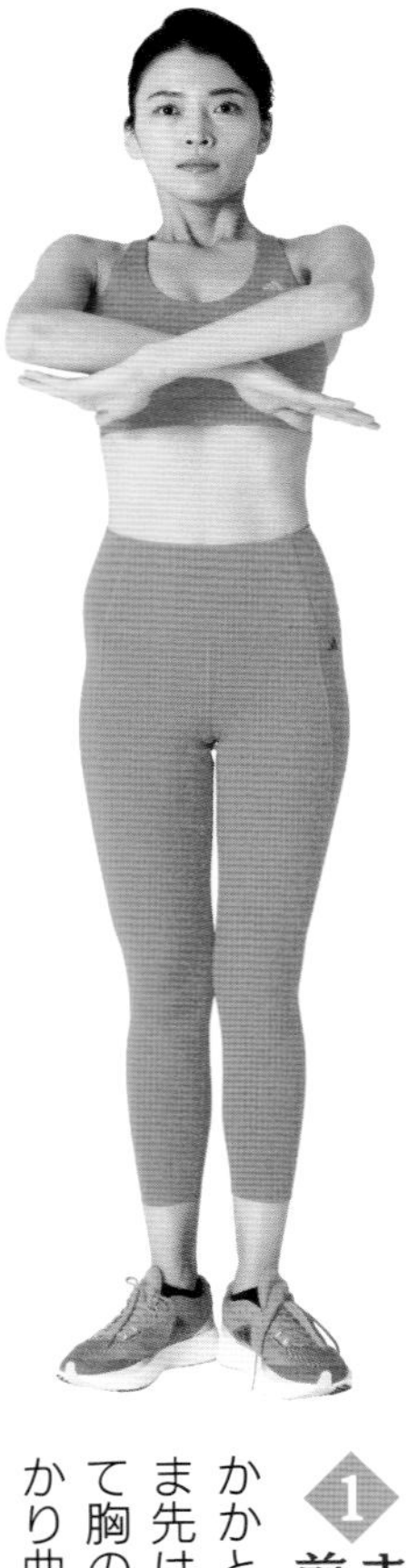

❶ まっすぐ立ち、腕を胸の前で交差させて息を吸う

かかとをつけてまっすぐ立ち、つま先は外側に向ける。両腕を曲げて胸の前で交差させる。肘をしっかり曲げ、鼻から息を吸う。

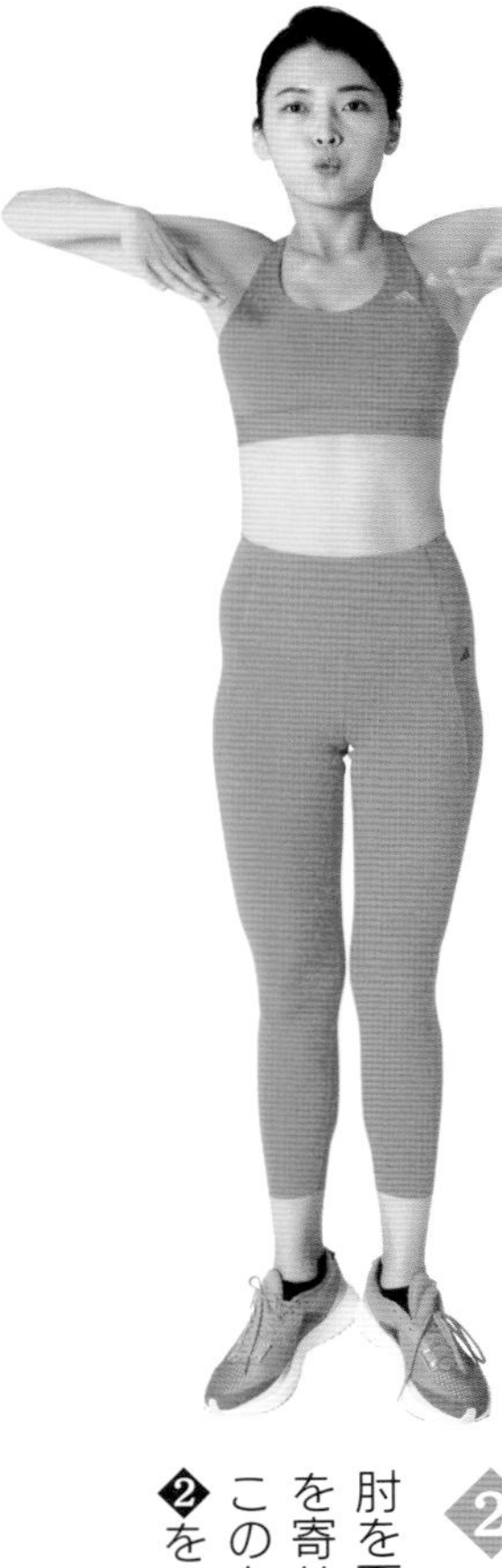

❷ 肘を引くと同時につま先立ちして息を吐く

肘を下から斜め上に引いて肩甲骨を寄せながら、つま先立ちになる。このタイミングで息を吐く。❶～❷を30回繰り返す。

5 股関節ストレッチ

股関節が硬いと、血流が悪くなり、リンパの流れも滞ってしまいます。しっかり伸ばして、足のむくみやだるさをとっていきましょう。

❶ 腰をゆっくり落として、膝を直角に曲げる

両脚を広めに開き、両膝の内側に手をあて、股関節を広げるように腰を落とす。膝が直角になるぐらい曲げた状態で、鼻から息を吸う。

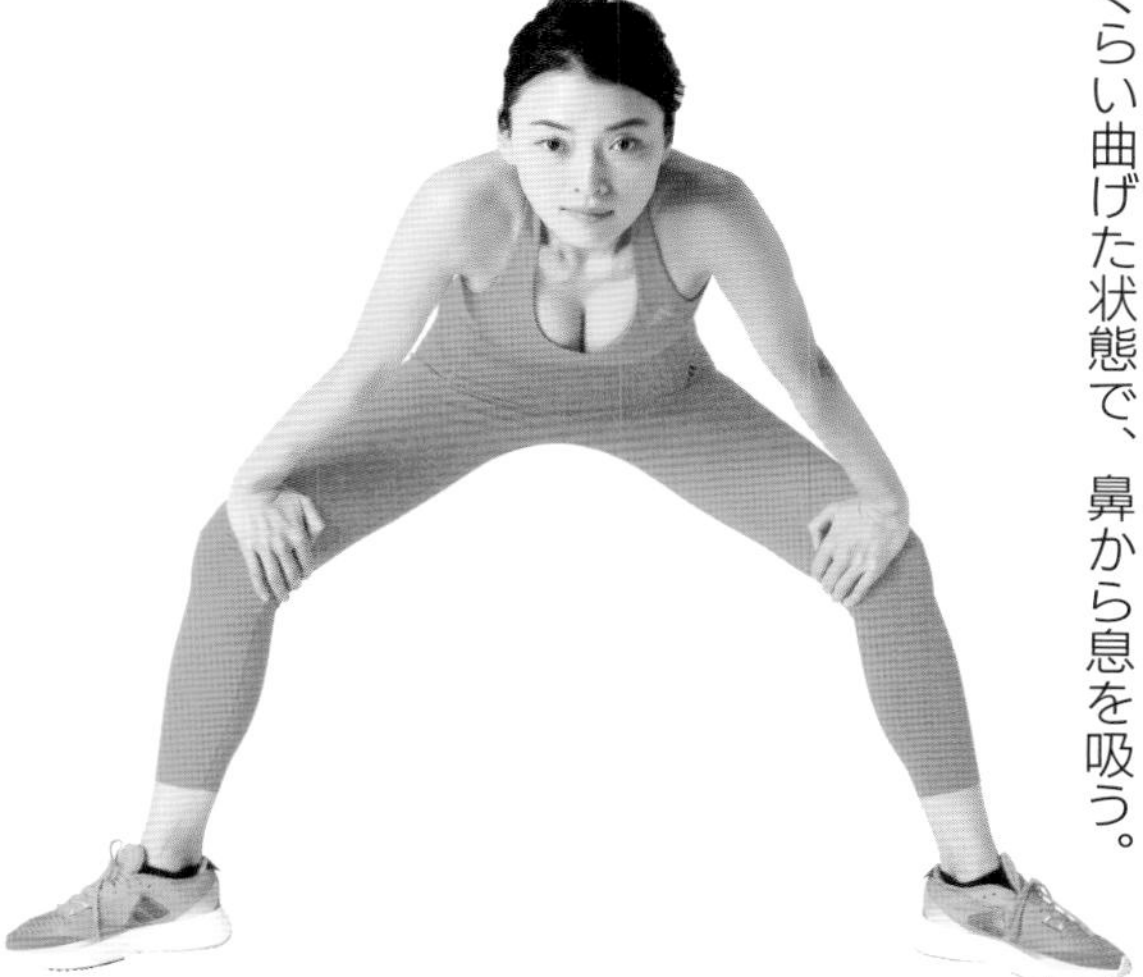

❷ 息を吐きつつ肩を内側に入れる

口から息を吐きながら右肩を内側に入れる。鼻から息を吸いながら❶の状態に戻す。左肩も同様に。左右交互に5回ずつ、計10回。

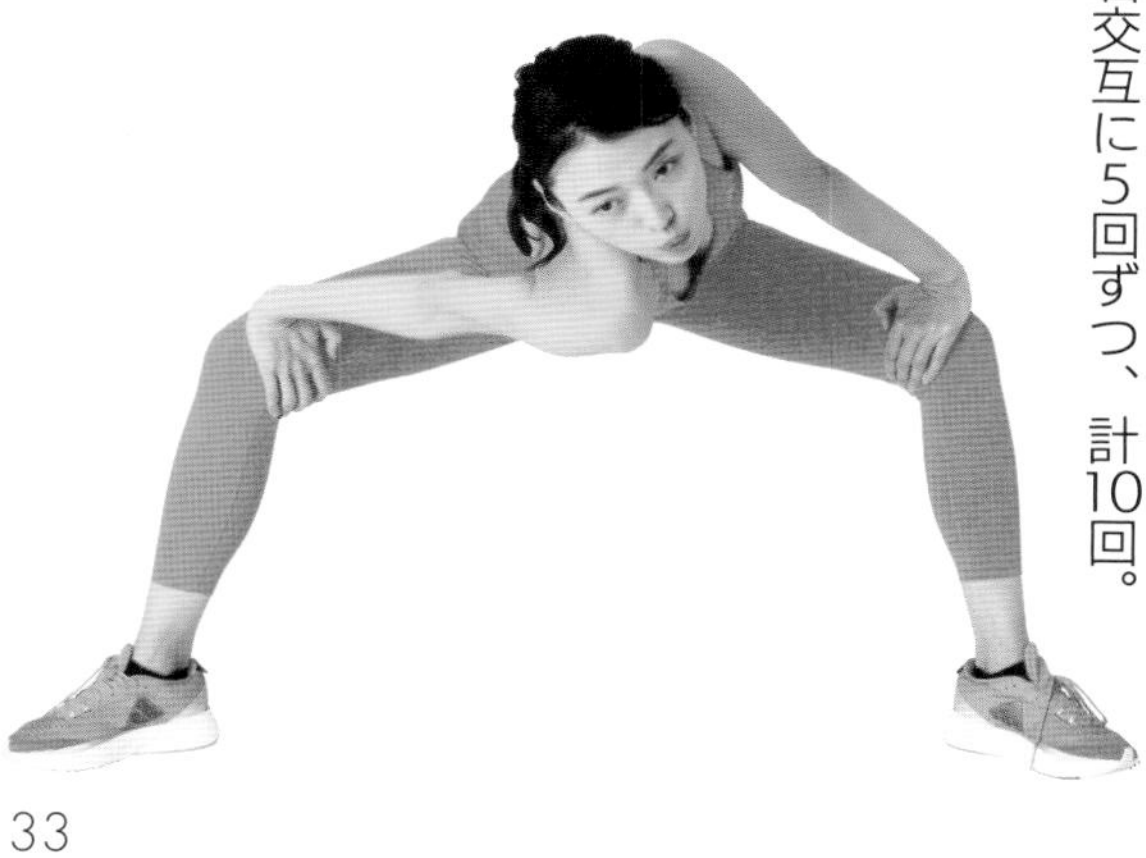

6 肩回し運動

このエクササイズは、肩周りはもちろん、首周り、背中の筋肉も一度にほぐれていきます。上半身がすっと軽くなりますよ。

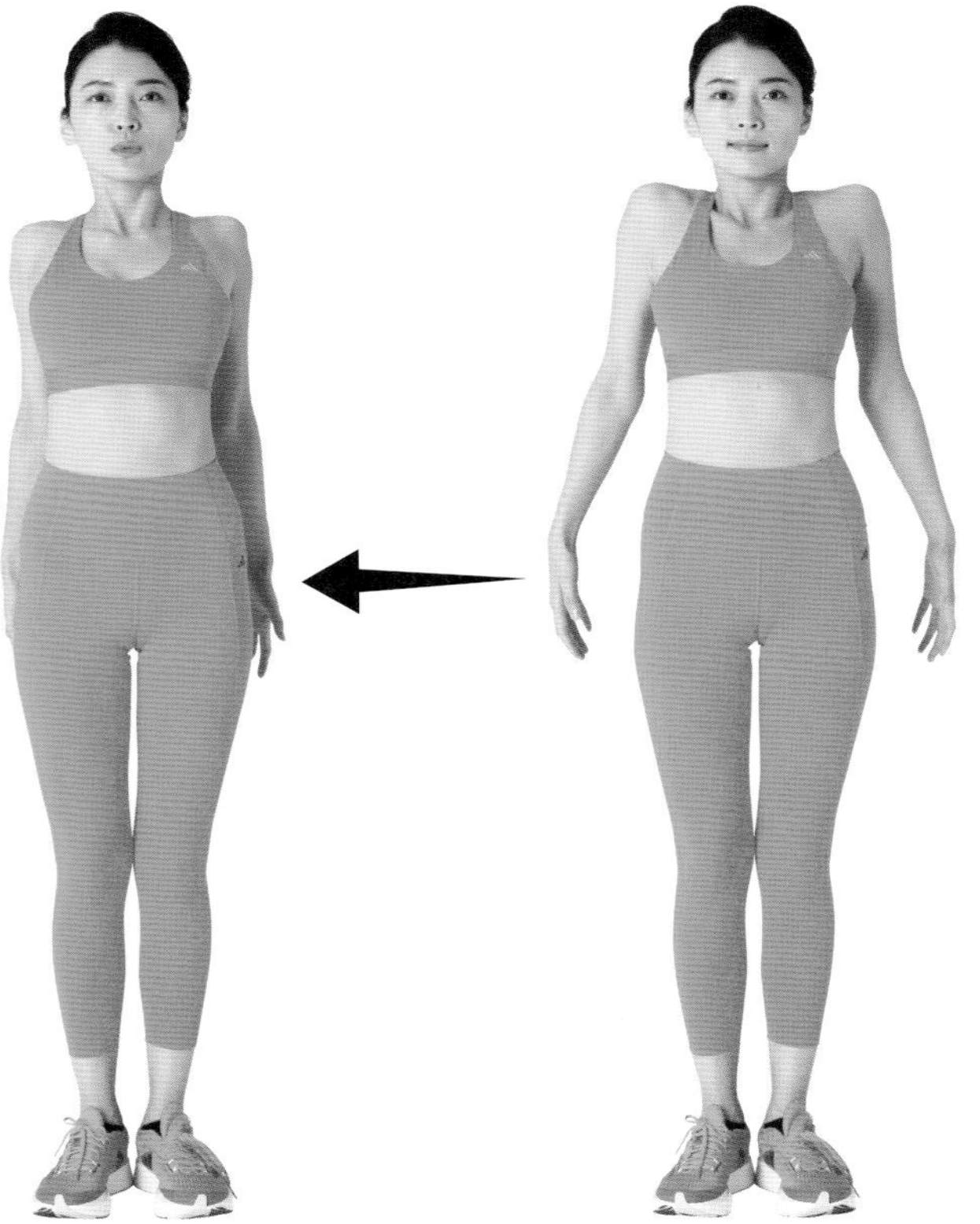

1 肩甲骨を寄せながら、肩を回して息を吸って吐く

かかとをつけて立ち、肩甲骨を寄せた状態で肩を前から後ろへと回しながら、鼻から息を吸って口から吐く。これを6回行う。

2 肩を後ろから前に回し、息を吸って吐く

肩甲骨を寄せた状態で、肩を後ろからぐーっと上げて前に回す。鼻から息を吸い、口から吐きながら7回行う。最後に❶を5回行う。

7 脚踏み運動

ラストは脚踏み運動です。肩回しで上半身をほぐしたら、今度は鍛えていきましょう。脚踏みをすることで全身のバランスも整います。

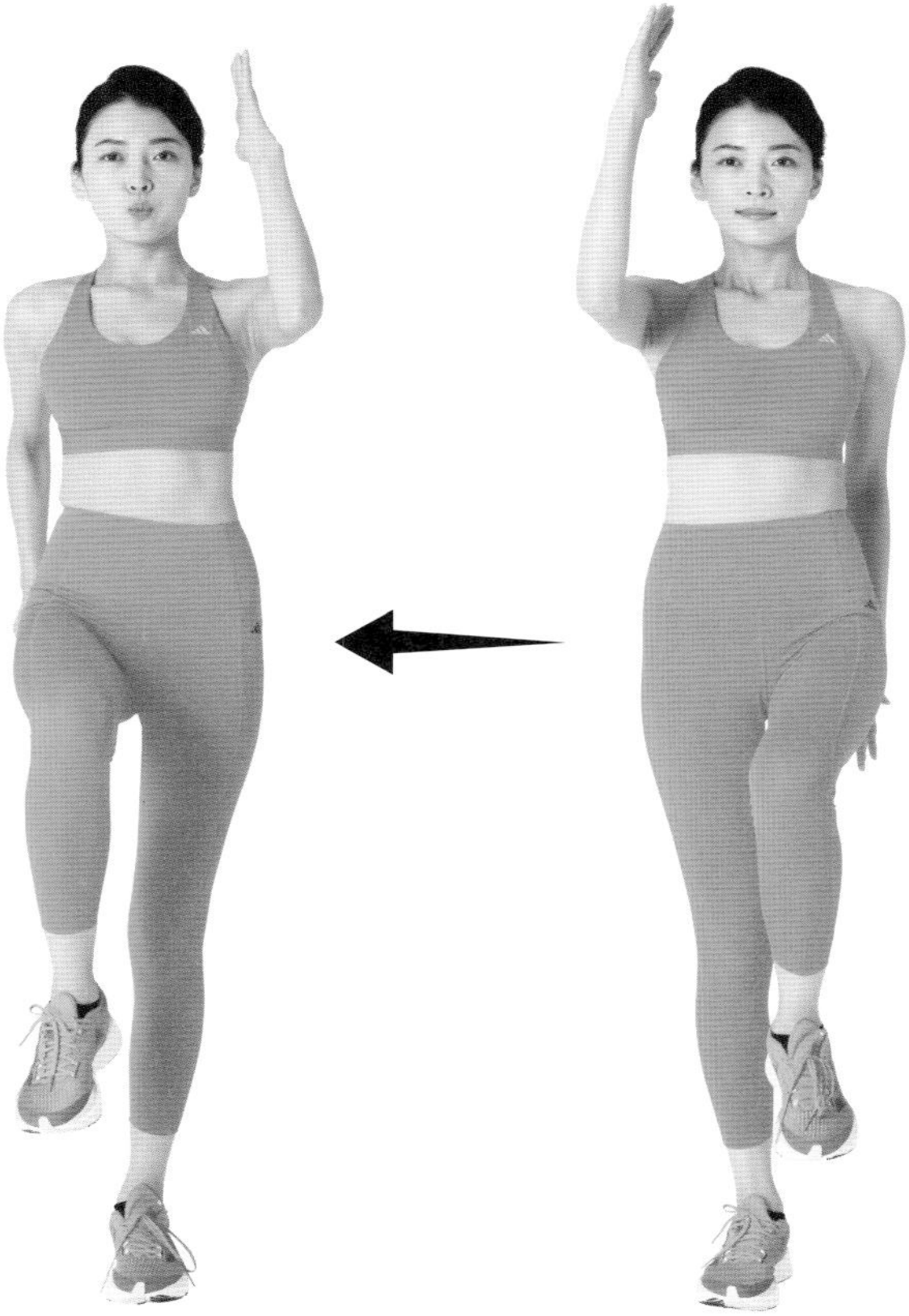

1 腕を大きく振りながら息を吸って吐く

かかとをつけ、つま先を開いて立つ。手は指先まで伸ばして、腕を縦に大きく振りながら脚踏みをする。肘と膝をしっかり上げる。

2 できるところまで、膝を上げて脚踏みを

脚踏みの動きに合わせて、「4回で吸って6回で吐く」。腕振りの動作を大きくすると、肩から腕の血行がアップ。合計6セット行う。

ロングブレスで無敵の100歳を目指せるわけ②

血圧、血糖値が下がり、糖尿病も改善する!

国民病と呼ばれるほど罹《り》患者《かんしゃ》が多い糖尿病。特に男性は40代以降に増え始め、60代以上になるとその数はさらに増えます。

実は、2012年に通称『金スマ』(TBS系)でロングブレスが取り上げられた際、担当のディレクターがとても熱心にロングブレスに励んでいました。彼は10年で25キロも太ってしまったというので減量を目的に頑張っているのかと思いきや、実は糖尿病にかかっていたのです。それも医師から今すぐ入院を求められるほどで、失明のリスクも抱えていました。しかし、ロングブレスに2ヶ月間徹底的に励んだところ、体重が17キロ減少。さらに驚くことに、420もあった血糖値が72に下がったのです! さらに、上が160、下が100と高血圧に悩んでいたアナウンサーも、同じように2ヶ月間ロングブレスに励んだ結果、血圧は122/80にまで下がりました。

末武医師はこの結果について、こう説きます。「血圧や血糖値の上昇は、交感神経の活動が優位になったときに生体反応として起こる。この状態が続くと身体は高血圧、糖尿病になる可能性が高くなるが、ロングブレスによって心拍変動を大きくすることで、交感神経の活動に比較して副交感神経の活動が優位になり、血圧の上昇も血糖値の上昇も抑制されたのでは」と。糖尿病を専門に診ている医師の中には血液中に流れ込んだブドウ糖の約8割が筋肉で消費されていることから、呼吸をしながらの筋トレが糖尿病に効果があると説く方も。ぜひ、血圧、血糖値を下げたい方はトライしてみてください。

水曜日

100歳まで
転ばないための
メソッド

これなら
続けられる
毎日7分
メソッド

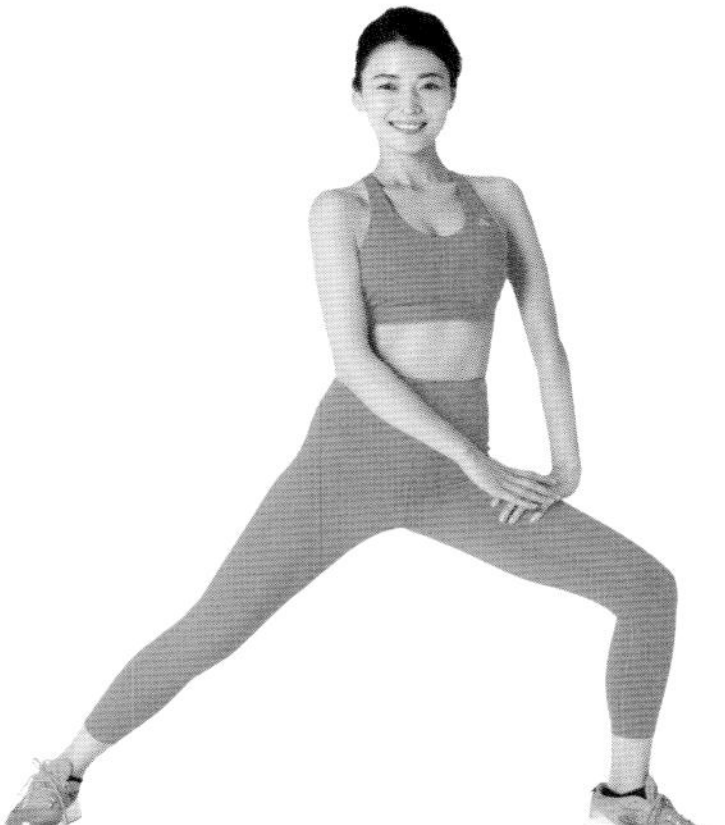

普段から何かにつまずきやすかったり、
階段を上りづらかったりするのは、
上半身と下半身を連結する、腸腰筋の衰えが原因かもしれません。
太い筋肉である腸腰筋をスクワットやストレッチで
伸ばしていき、鍛えることで、
100歳まで転ばず歩ける脚をつくりましょう。

1 基本の呼吸

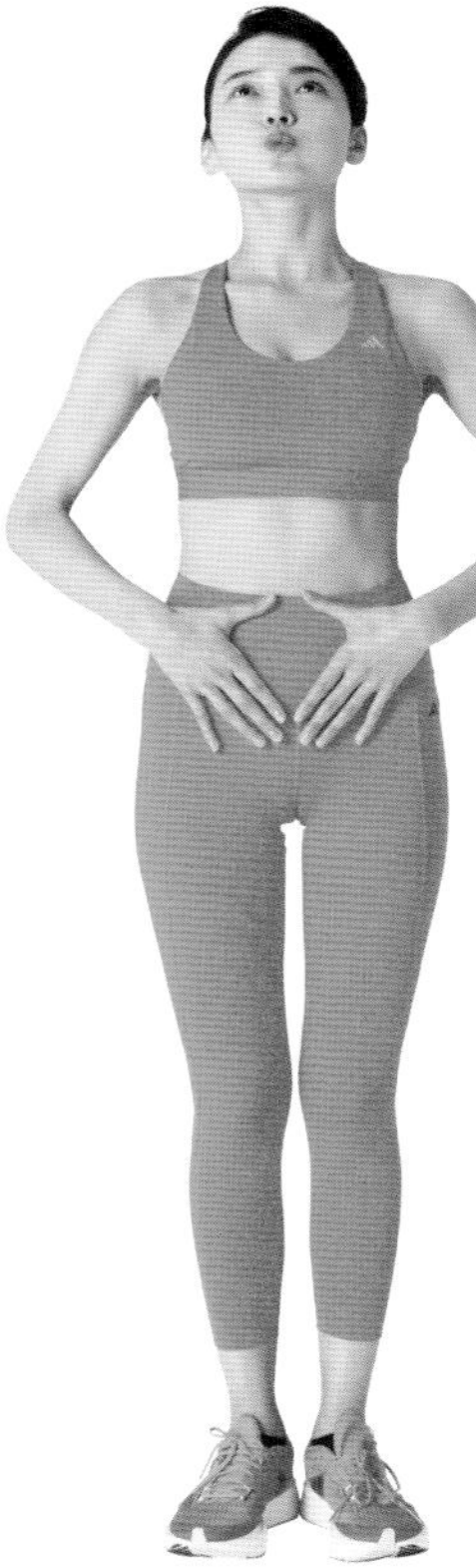

丹田に手をあてて鼻から3秒息を吸い、丹田を意識して口から15秒息を吐きます。

↓P.11参照

2 ロングブレス

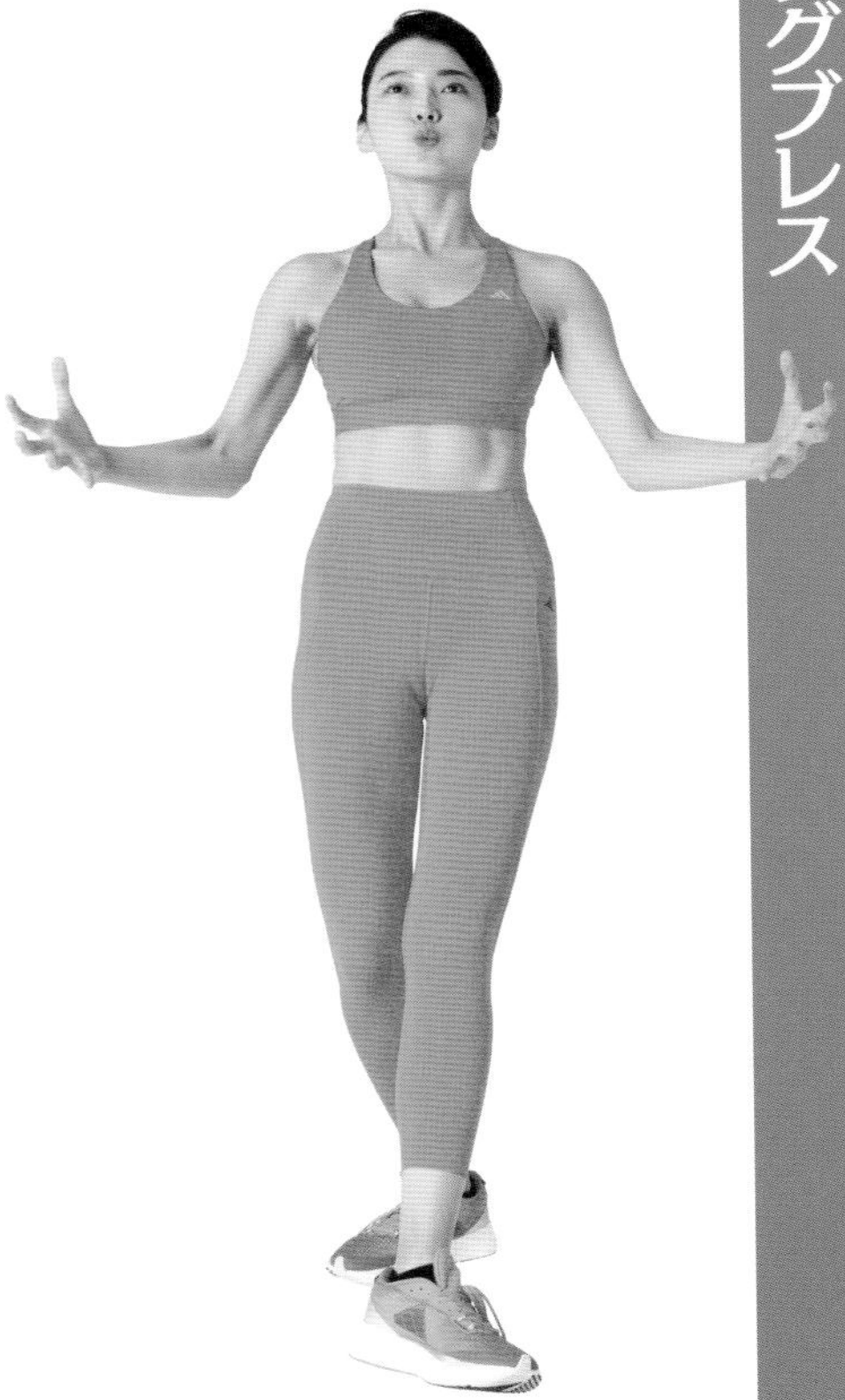

両腕を頭上に上げてお尻をキュッと締め、ゆっくり鼻から3秒息を吸い、左右の肩甲骨がつくくらい両腕を広げます。大きなボールを横からつぶすように口から7秒息を吐きます。

↓P.12〜13参照

3 スクワットⅢ

股関節が柔らかくなると、姿勢がよくなり歩きやすくなります。このスクワットは膝を伸ばし切らないので、膝に負担がかかりません。

❶ 息を吸って吐きながら、腰を下ろしていく

両膝を外側に向け、脚を大きく開く。手は股関節に置き、鼻から息を吸ったら①、②、③、④のリズムで息を吐きながら腰を下げていく。

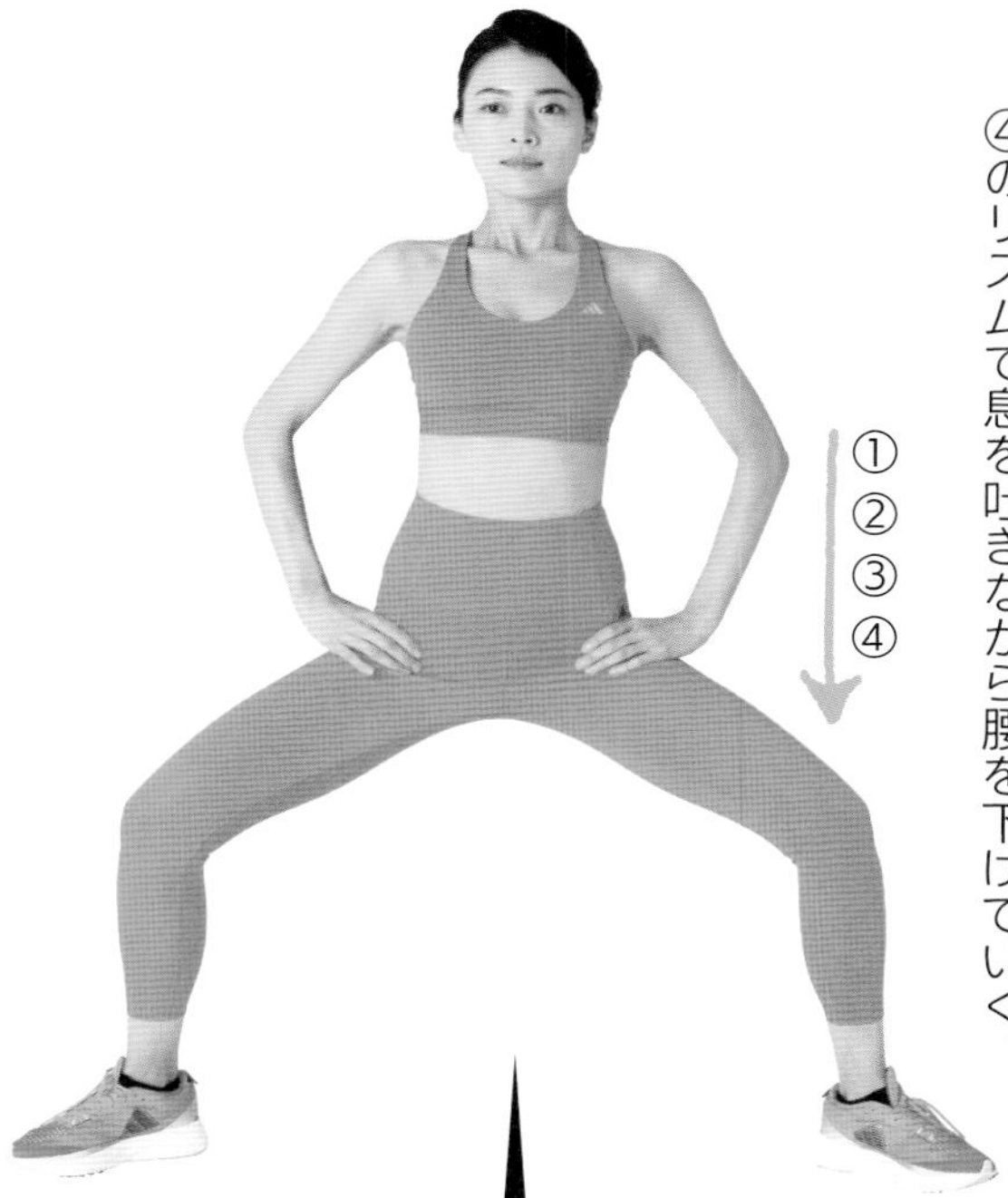

❷ 息を吐きながら腰を上げていく

膝が直角になるまで下げたら、次は⑤、⑥、⑦のリズムで息を吐きながら腰を上げていく。膝は伸ばし切らないこと。❶〜❷を6セット。

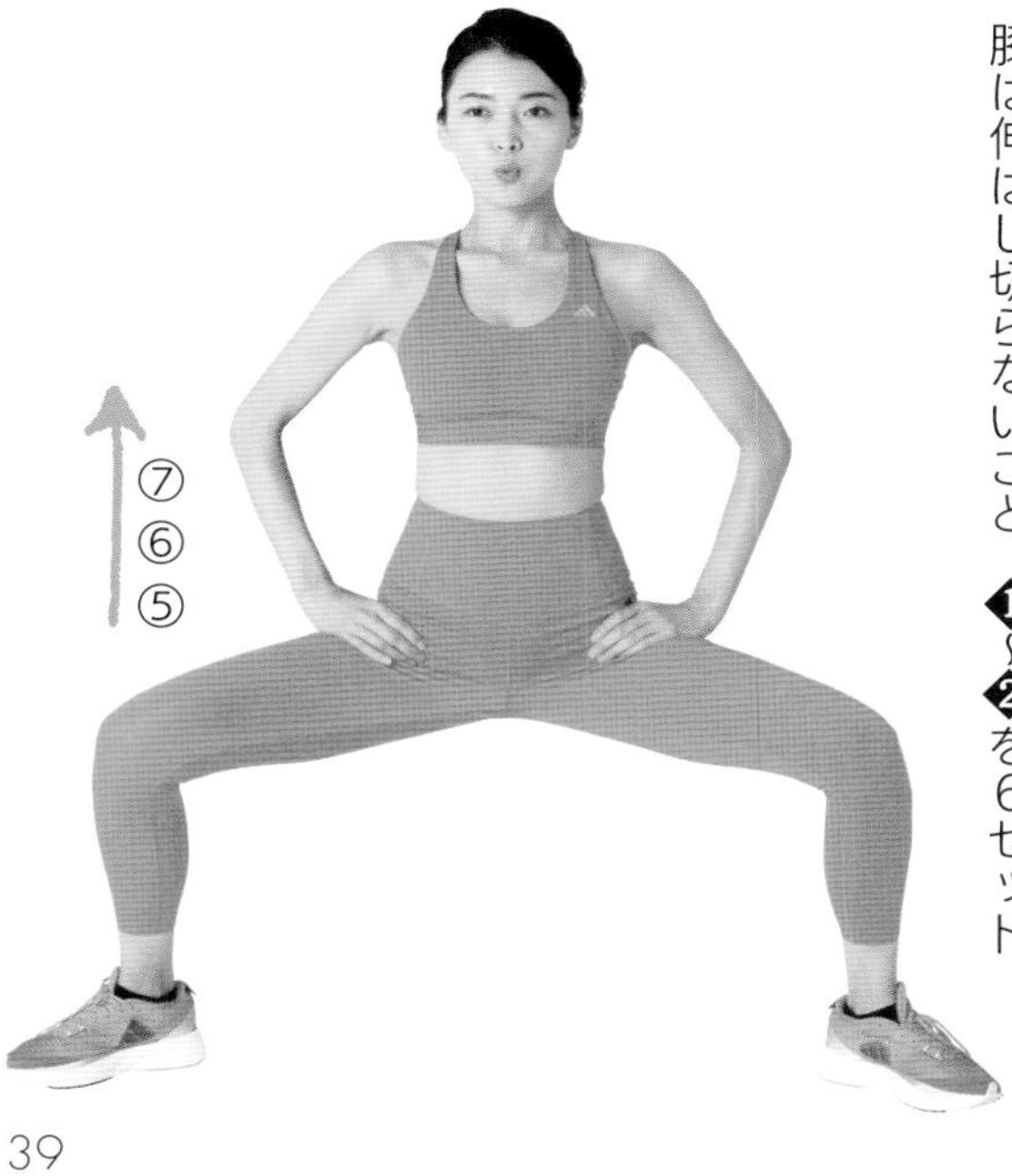

4 バランス運動 I

バランス力は50代になると、10代、20代の頃の約3割にまで落ちると言われています。バランス力を鍛えて転倒を防ぎましょう。

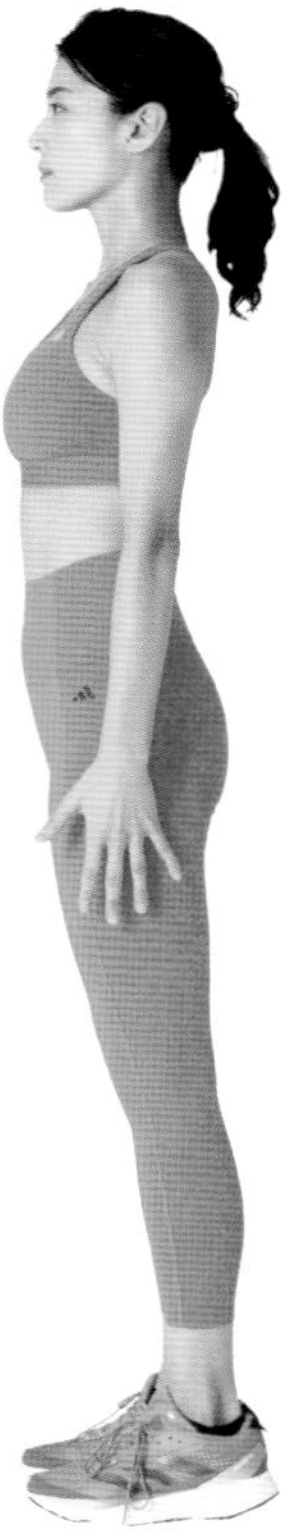

❶ お腹とお尻に力を入れてまっすぐ立ち、息を吸う

かかとをつけ、つま先を少し開き、肋骨と腰骨の間をまっすぐ伸ばして立つ。お腹とお尻に力を入れた状態で、鼻から息を吸う。

❷ 息を吐きながら、腕と脚でバランスを取る

口から息を吐きながら、右腕と左脚を上げる。❶の状態に戻り、腕と脚を入れ替えて上げる。交互に5回ずつ、計10回。

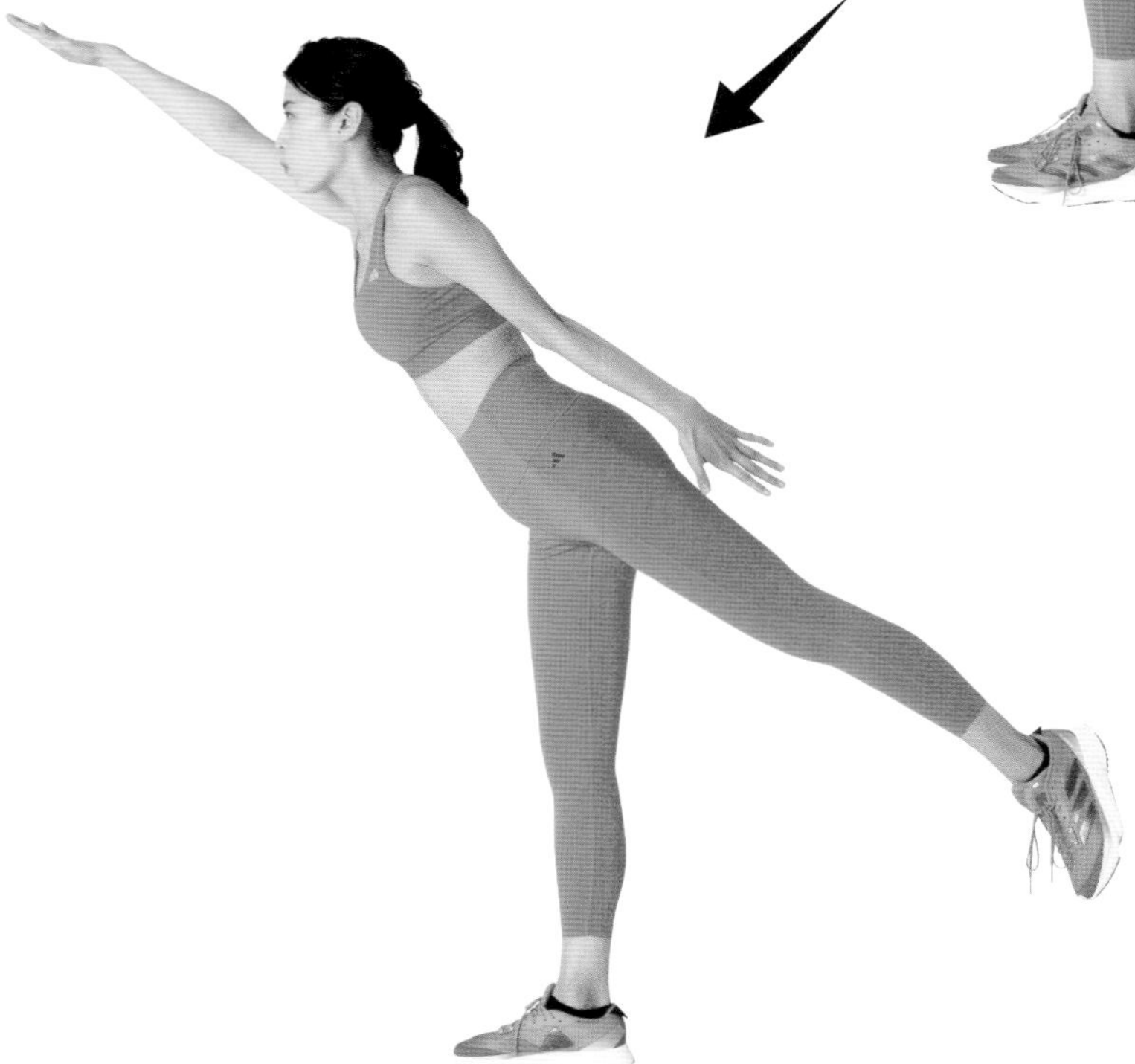

5 バランス運動Ⅱ

もう一つ、バランスのエクササイズです。段々高く脚を上げていきましょう。できるようになったら、回数も増やしてみてください。

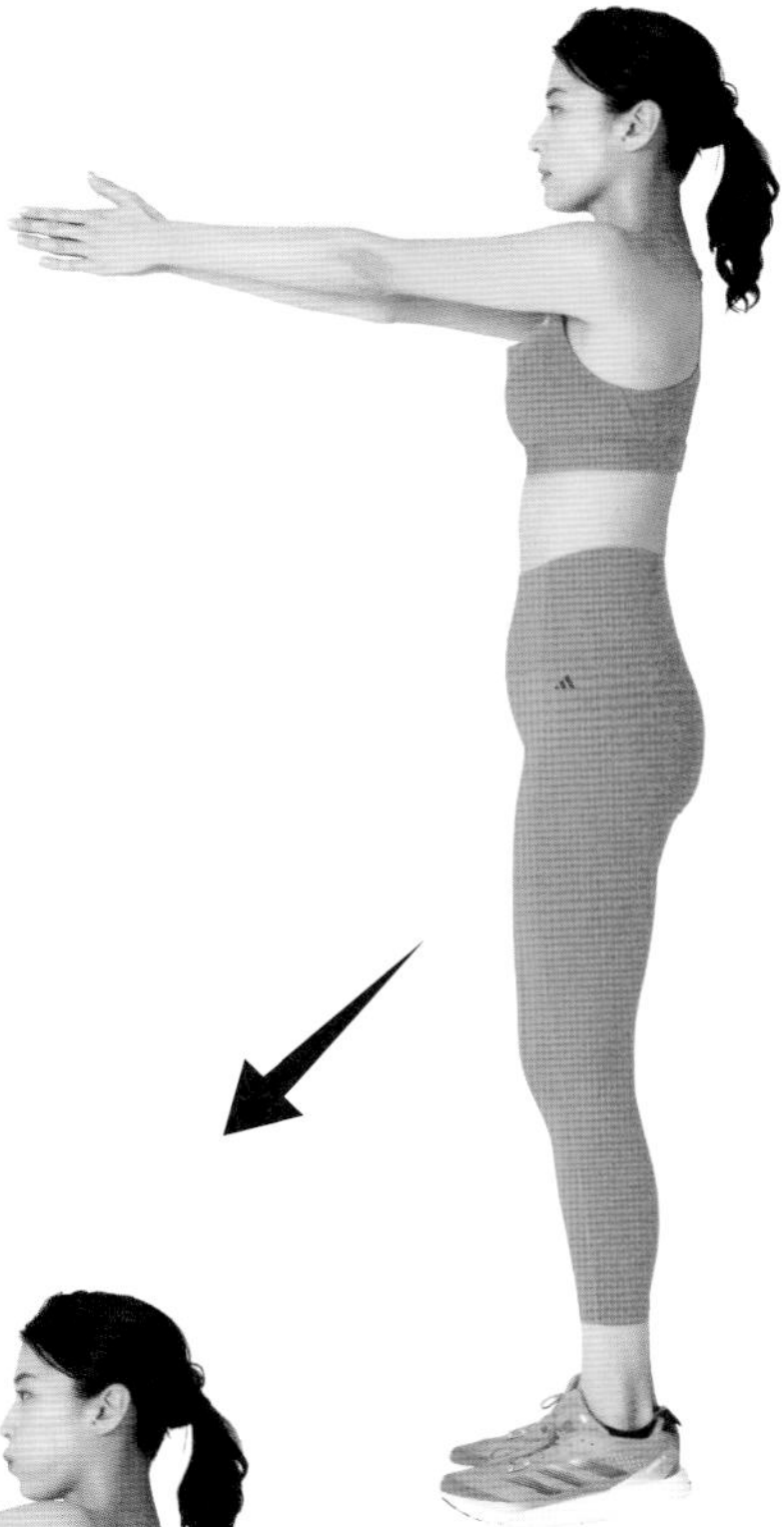

❶ お尻をキュッと締めて立ち、両腕を前に伸ばして息を吸う

かかとをつけ、肋骨と腰骨の間をまっすぐ伸ばして立つ。腕を肩の高さでまっすぐ伸ばし、手のひらを合わせる。鼻から息を吸う。

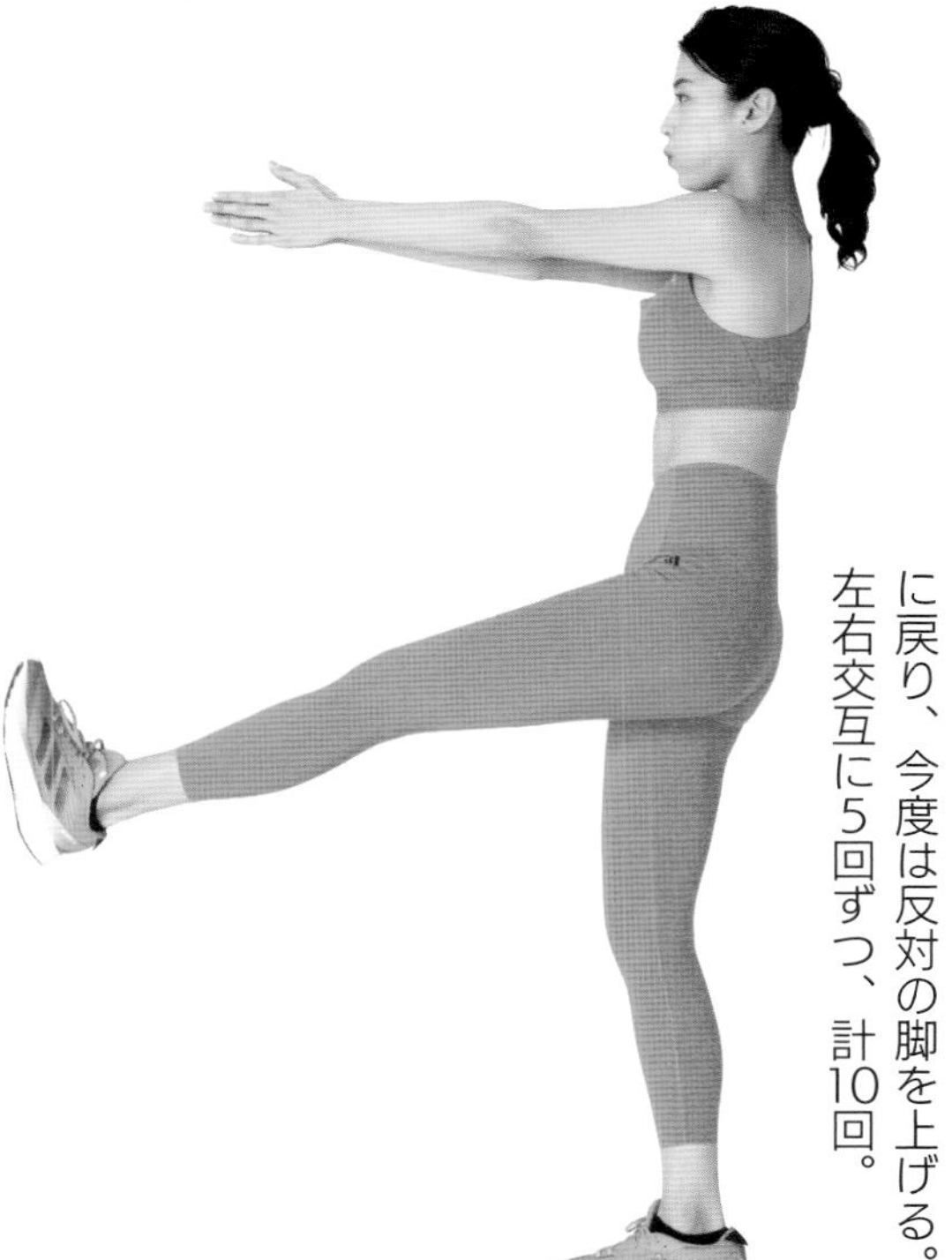

❷ 息を吐きながら、脚を前に上げる

口から息を吐きながら、膝を伸ばしたまま片脚を上げる。❶の状態に戻り、今度は反対の脚を上げる。左右交互に5回ずつ、計10回。

6 股関節ストレッチ 左右

股関節を横に伸ばしていきます。片脚を伸ばし、もう一方の脚に重心を置いて呼吸を行います。膝頭が前に出ないように気をつけて。

❶ 脚を大きく開いて、片膝を曲げお尻を落とす

脚を左右に大きく開き、片膝を曲げ、お尻を落として股関節を伸ばす。「鼻から息を吸って口から吐く」を3回。脚を替えて同様に。

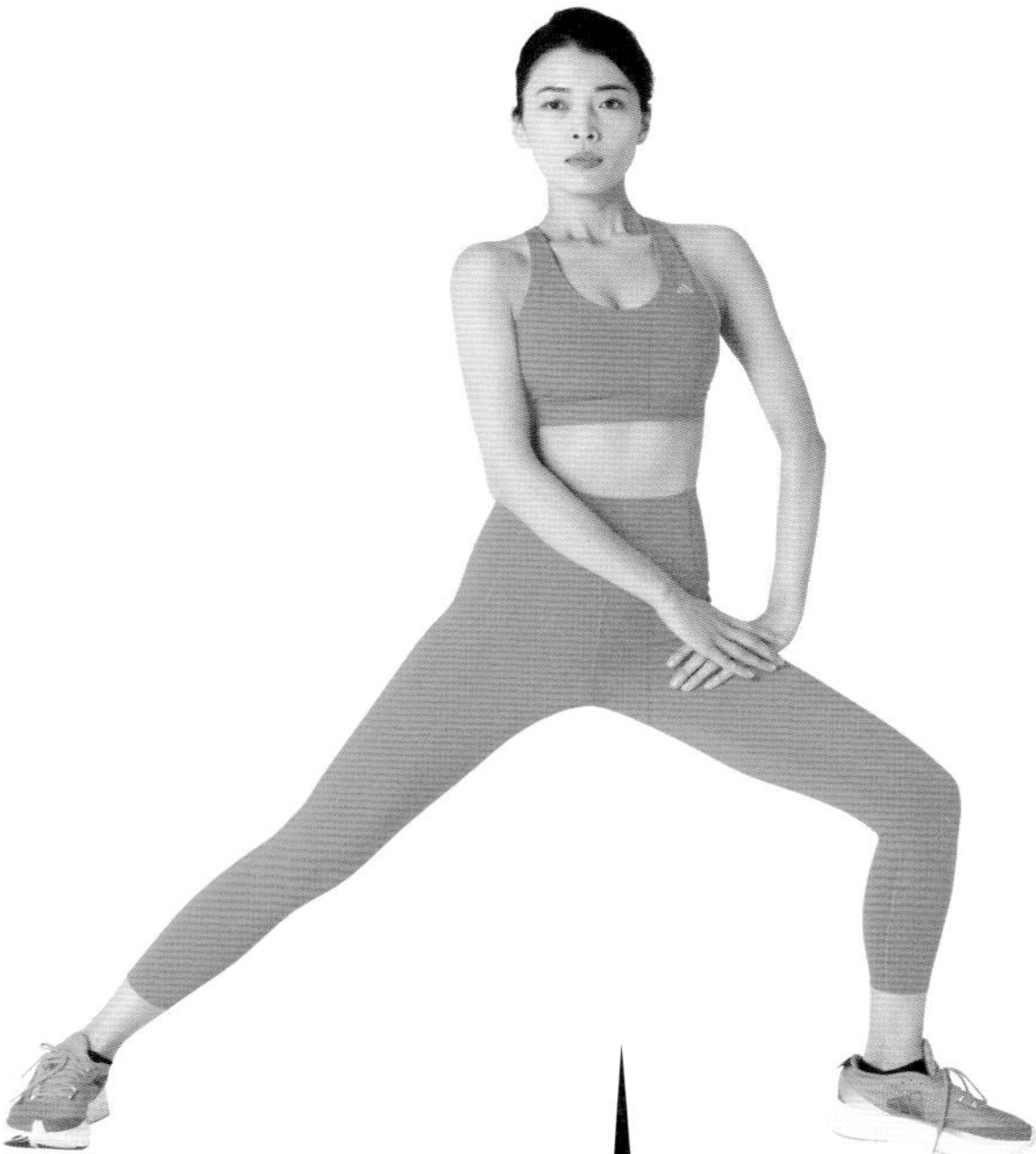

❷ 腰をさらに深く落とし脚をもっと伸ばす

❶よりも膝を曲げて、グッとお尻を落とし、「鼻から吸って口から吐く」を3回行う。脚を替えて同様に。膝頭が前に出ないように。

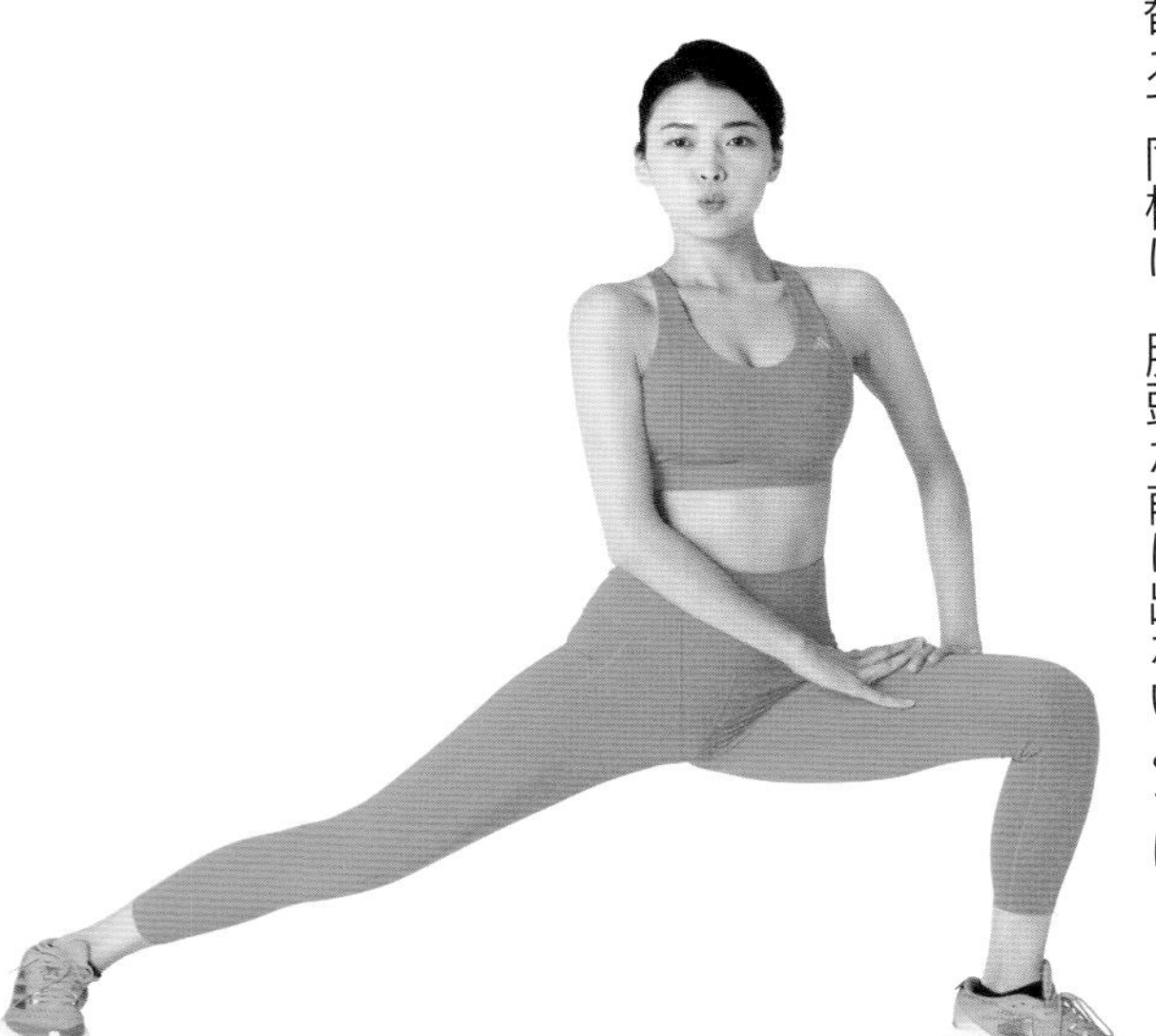

7 股関節ストレッチ 前後

今度は縦に伸ばしていきましょう。❷は後ろ脚の膝を曲げて腰を深く落とし、股関節を伸ばすことがポイントです。

❶ 片脚を前に踏み出し、後ろの脚を伸ばす

片脚を大きく前に踏み出し、両手を太ももに置き、後ろ脚を伸ばす。「鼻から吸って口から吐く」を3回行う。脚を替えて同様に。

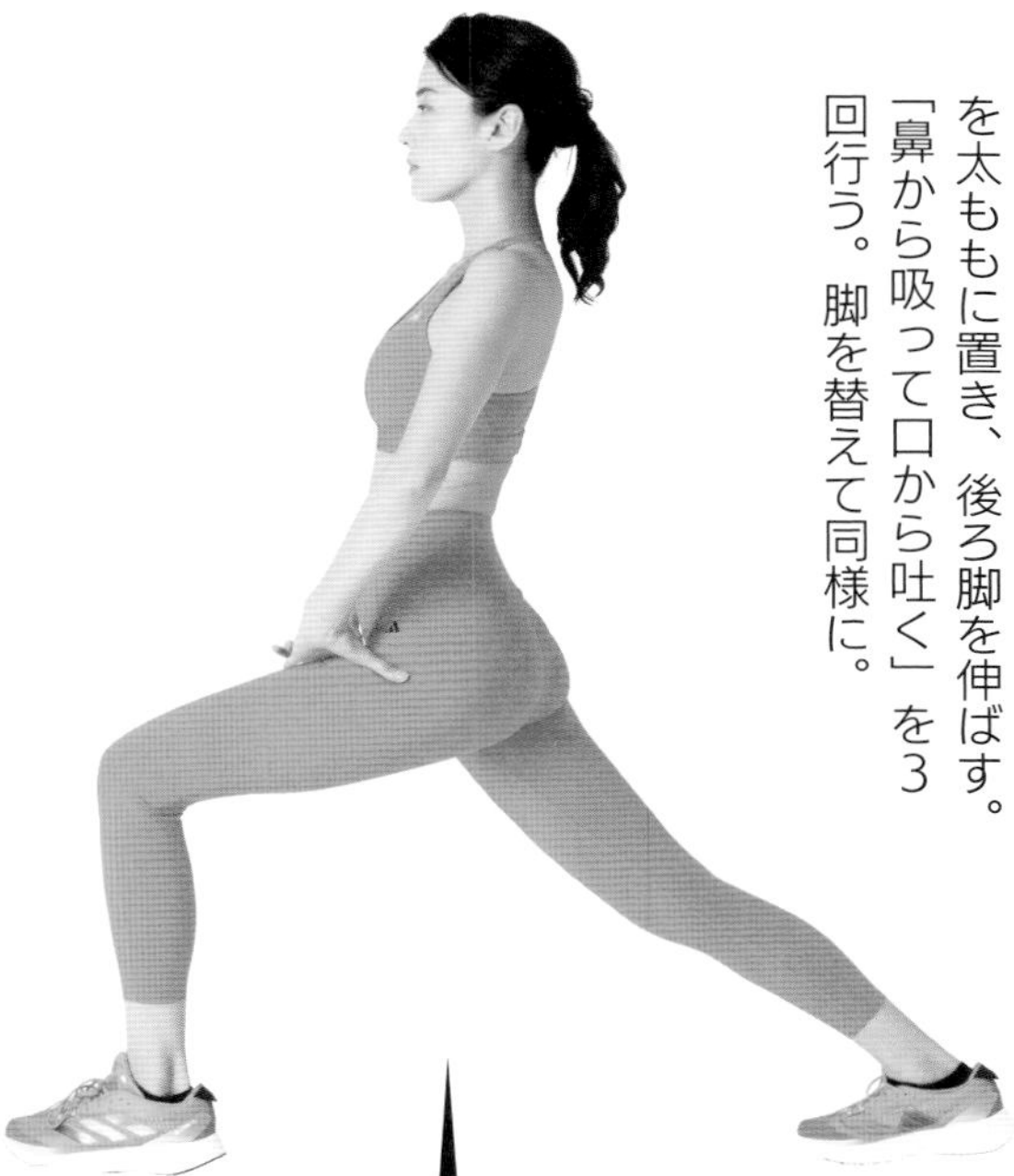

❷ 後ろ脚の膝を曲げて腰をさらに深く落とす

❶よりも深く腰を落とし、後ろ脚の膝が床につきそうになるくらい股関節を伸ばす。「鼻から吸って口から吐く」を3回行う。脚を替えて同様に。

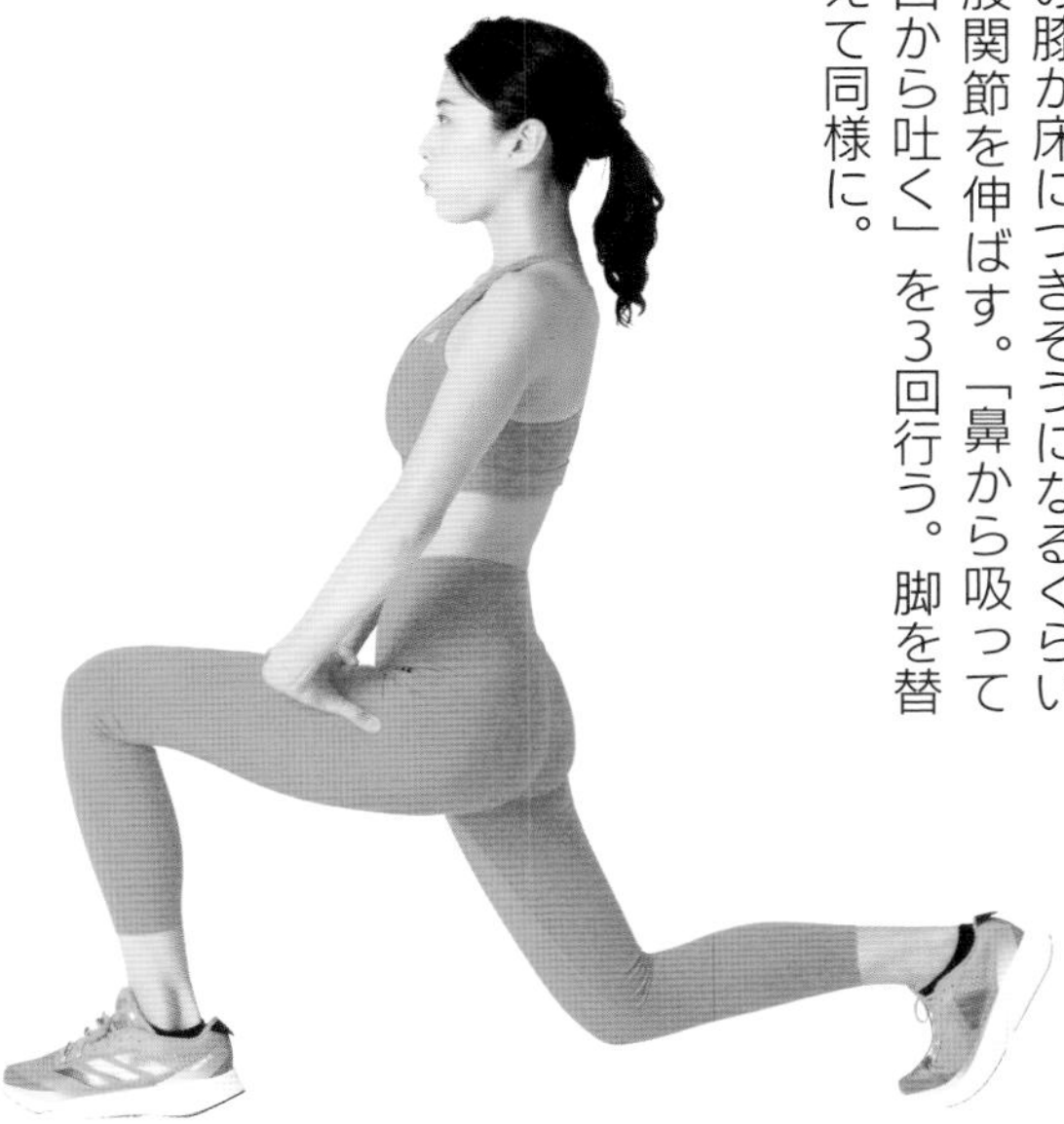

ロングブレスで無敵の100歳を目指せるわけ③

脳の血流がよくなることで、認知症の予防が期待できる！

2025年には65歳以上の5人に1人が認知症になるという怖い予測があります。認知症のタイプでいちばん多い「アルツハイマー型」は、これまで脳神経の障害が原因と見られてきました。しかし、認知力の低下した患者さんの脳内から、血流の悪くなった血管が多く見つかっていることから、近頃は「血管性認知症」と同様に、脳内血管の障害も深く関係している、という見方が出ているそうです。

横浜東邦病院の梅田嘉明院長はかつて、「ロングブレスによって脳の血流がよくなり、脳細胞が活性化することにより、認知症の6〜7割を占めるアルツハイマー型認知症の予防が期待できる」と言ってくださいました。それを証明するようなエピソードがあります。

2019年、ロングブレススタジオに通われている方の中に、スキーによる転倒で脳出血を起こし、「硬膜外血腫」の診断を受けた男性がいました。脳を傷つける恐れがあるため、すべての血腫を取り除けない状態のまま、手術は終了。その際、医師から「脳の萎縮が始まっている」という衝撃の宣告を受けました。脳が萎縮すると、認知症と同じような症状が出ます。当時47歳の彼からこの話を聞いた私は、脳に酸素が送られると脳神経細胞が活性化すると考え、ロングブレスのレッスンを月4回から8回に増やす提案をしました。彼が必死にロングブレスに取り組むこと3ヶ月。なんと、残っていた血腫は完全に消え、脳の萎縮もストップしたのです！　この効果には私も驚きました。ロングブレスの奇跡と言えるでしょう。

木曜日

100歳まで
疲れない身体をつくる
メソッド

これなら
続けられる
毎日7分
メソッド

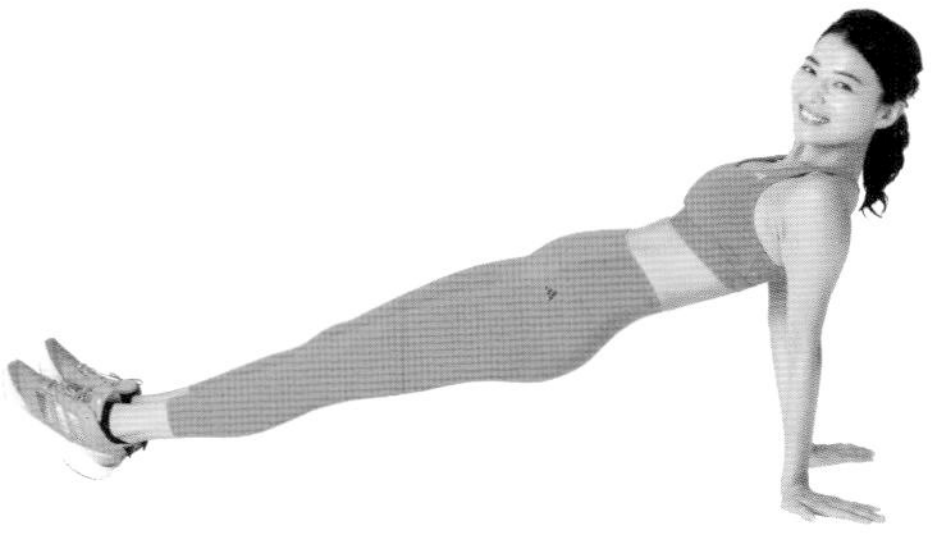

50代～70代にかけてどんどん衰えるのがバランス力です。
「体の軸となる胴体部分＝体幹」を鍛えれば、
正しい姿勢が保たれ、
無駄な動きをしなくなり、疲れにくくなります。
猫背や反り腰の悩みも解消に導き、
バランスの取れた身体に。

1 基本の呼吸

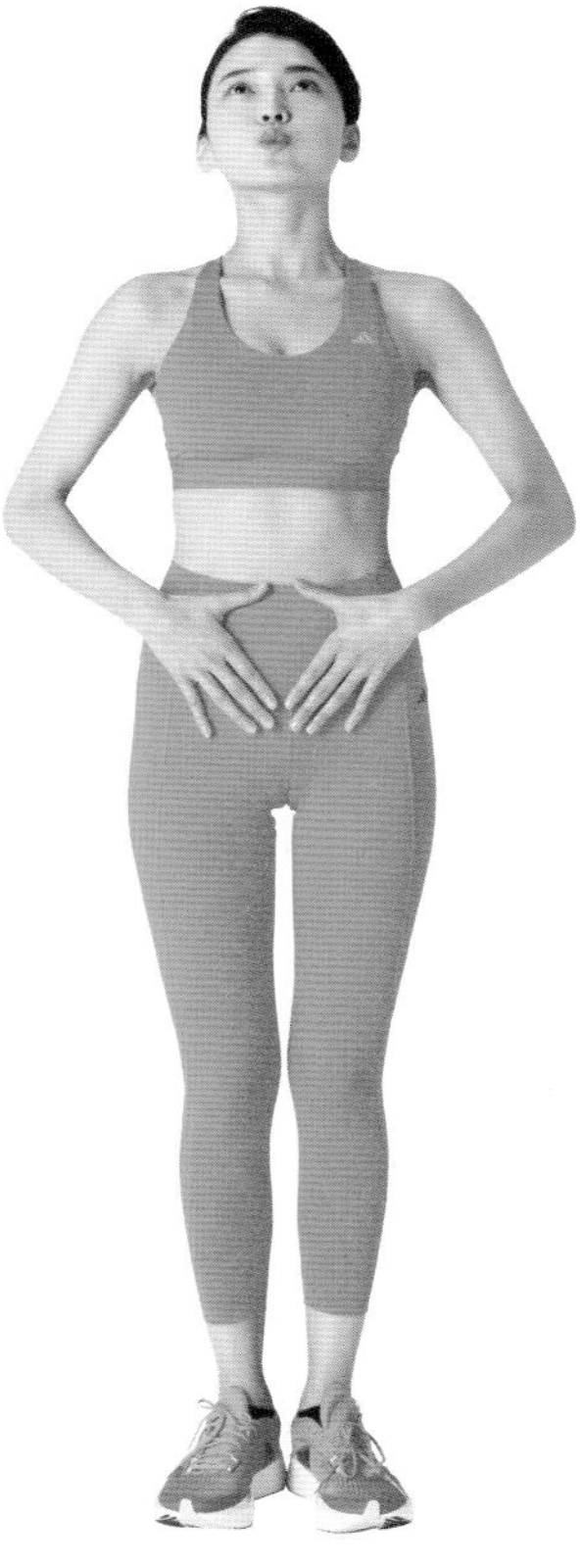

丹田に手をあてて鼻から3秒息を吸い、丹田を意識して口から15秒息を吐きます。

↓P.11参照

2 ロングブレス

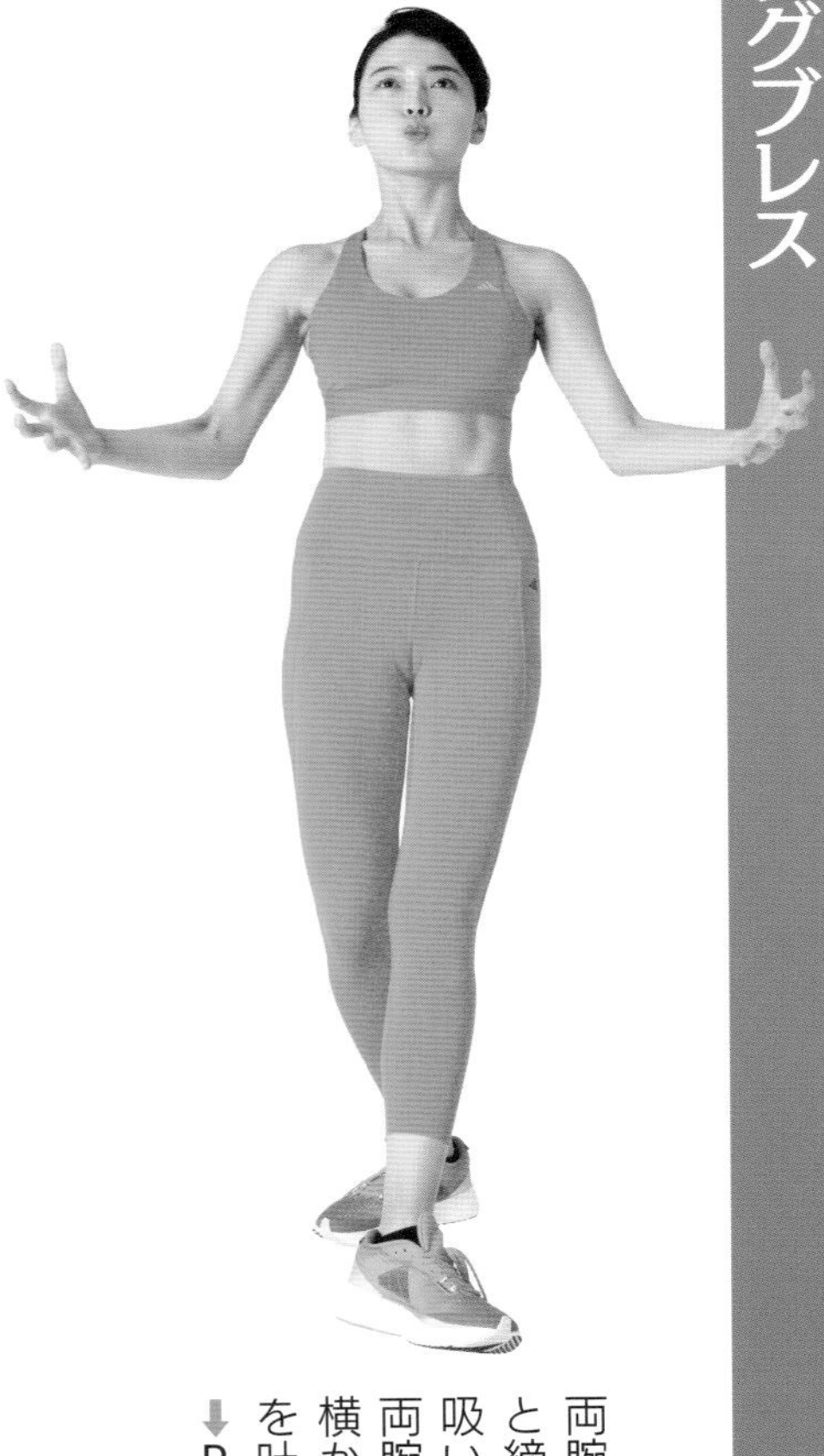

両腕を頭上に上げてお尻をキュッと締め、ゆっくり鼻から3秒息を吸い、左右の肩甲骨がつくくらい両腕を広げます。大きなボールを横からつぶすように口から7秒息を吐きます。

↓P.12～13参照

3 体幹トレーニングⅠ

腹筋や背筋など体幹を総合的に鍛えられるエクササイズ。特にお腹の前面にある腹直筋、インナーマッスルの腹横筋を鍛えられますよ。

❶ 両肘をつき、身体を一直線にキープする

両肘を肩幅大に開いて床につき、腰が落ちないよう、お尻を少し上げる意識で身体を一直線にキープ。鼻から3秒息を吸う。

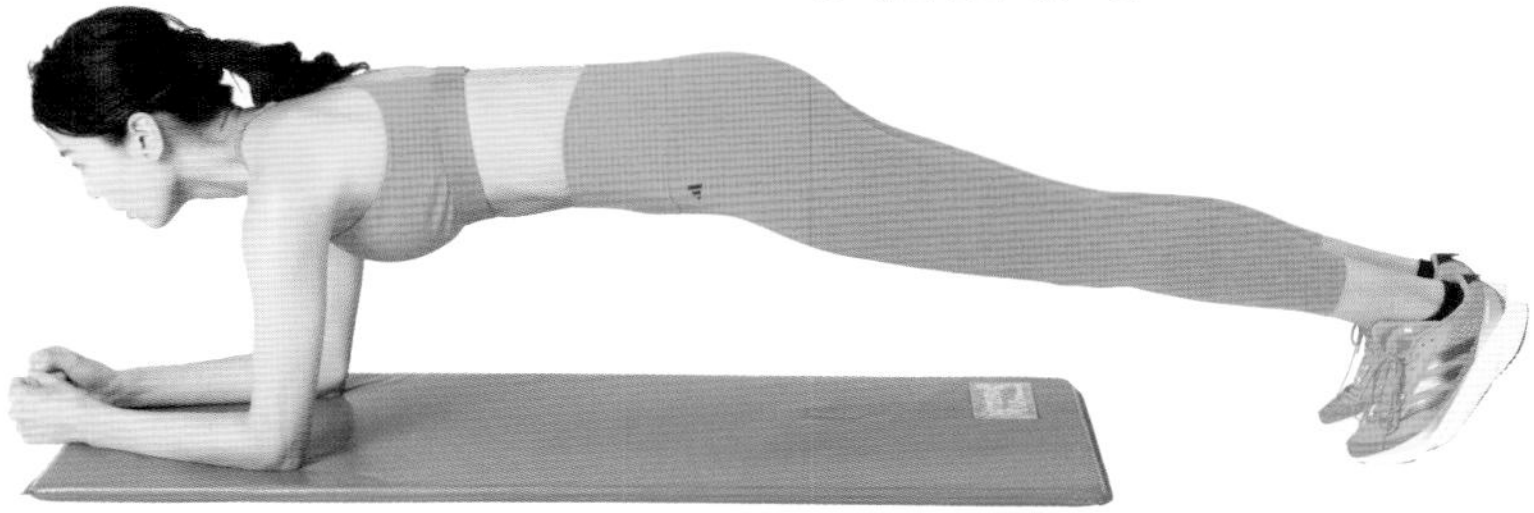

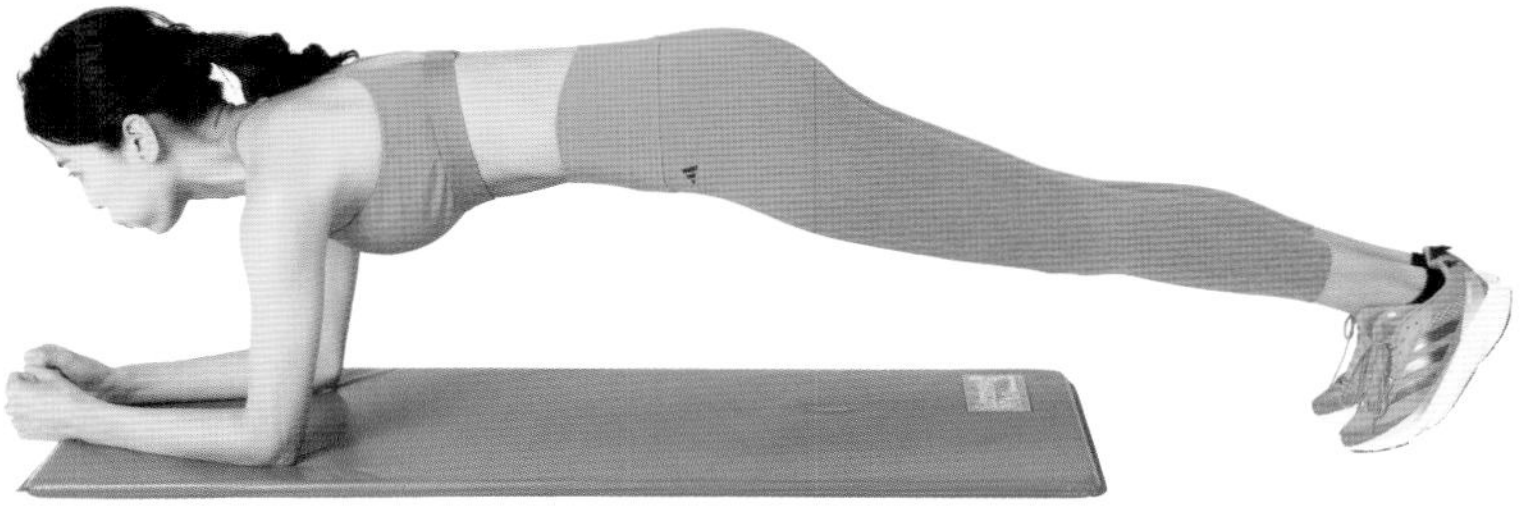

❷ 腰を落とさないで、7秒強く息を吐く

❶の状態をキープしながら、口から7秒息を吐く。❶〜❷を6セット繰り返す。体幹が鍛えられて、お腹やお尻を引き締める効果も。

4 体幹トレーニングII

身体の側面を鍛えていきましょう。ここは日ごろあまり使わない筋肉ですが、その分、鍛えると、代謝が上がりますよ。

❶ 片肘で身体を支え、反対側の腕は真上に

横になって片肘で身体を支え、支える腕と同じ側の脚を前に出し、前後にずらした状態で腰を上げる。反対側の腕を真上に上げ、鼻から3秒息を吸う。

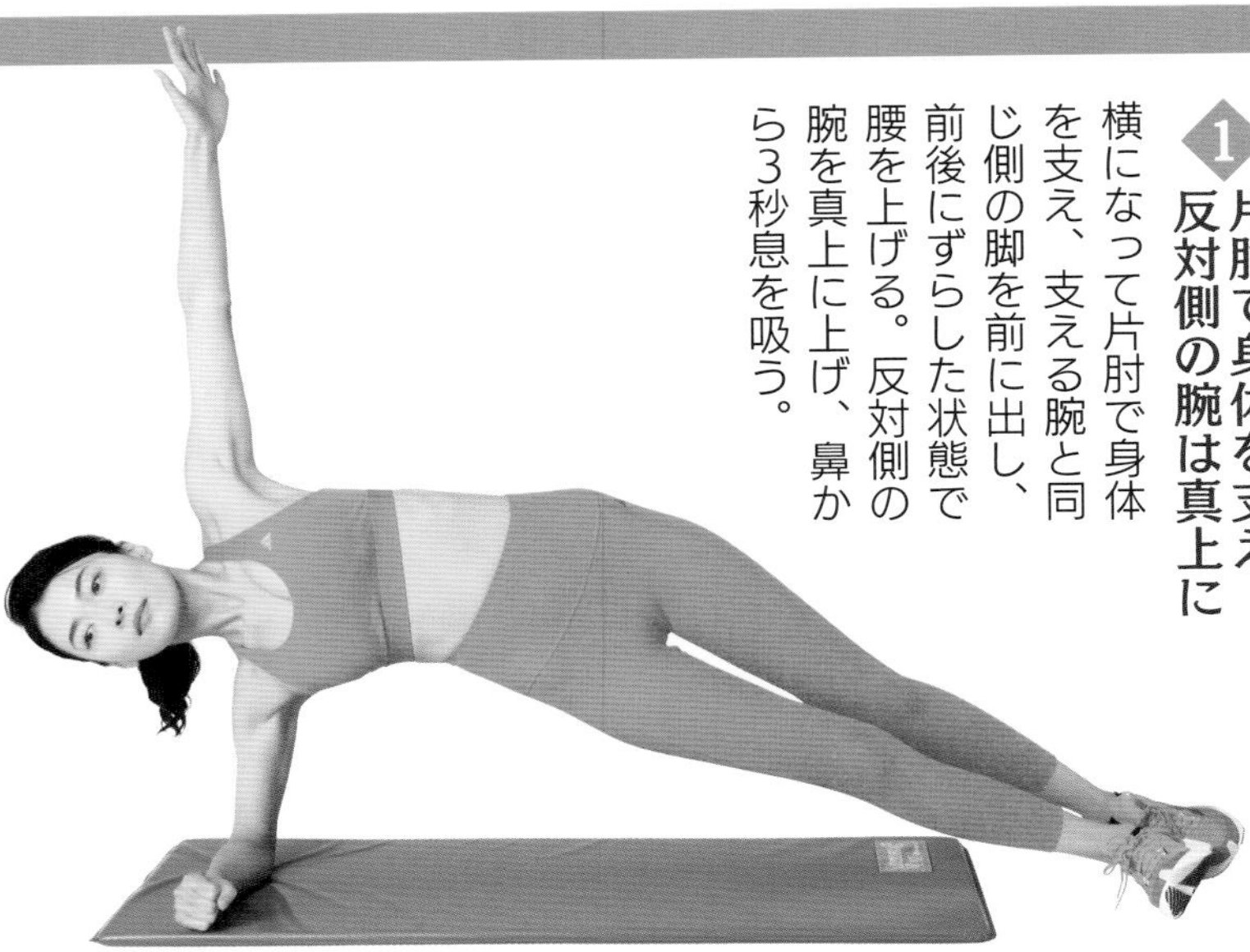

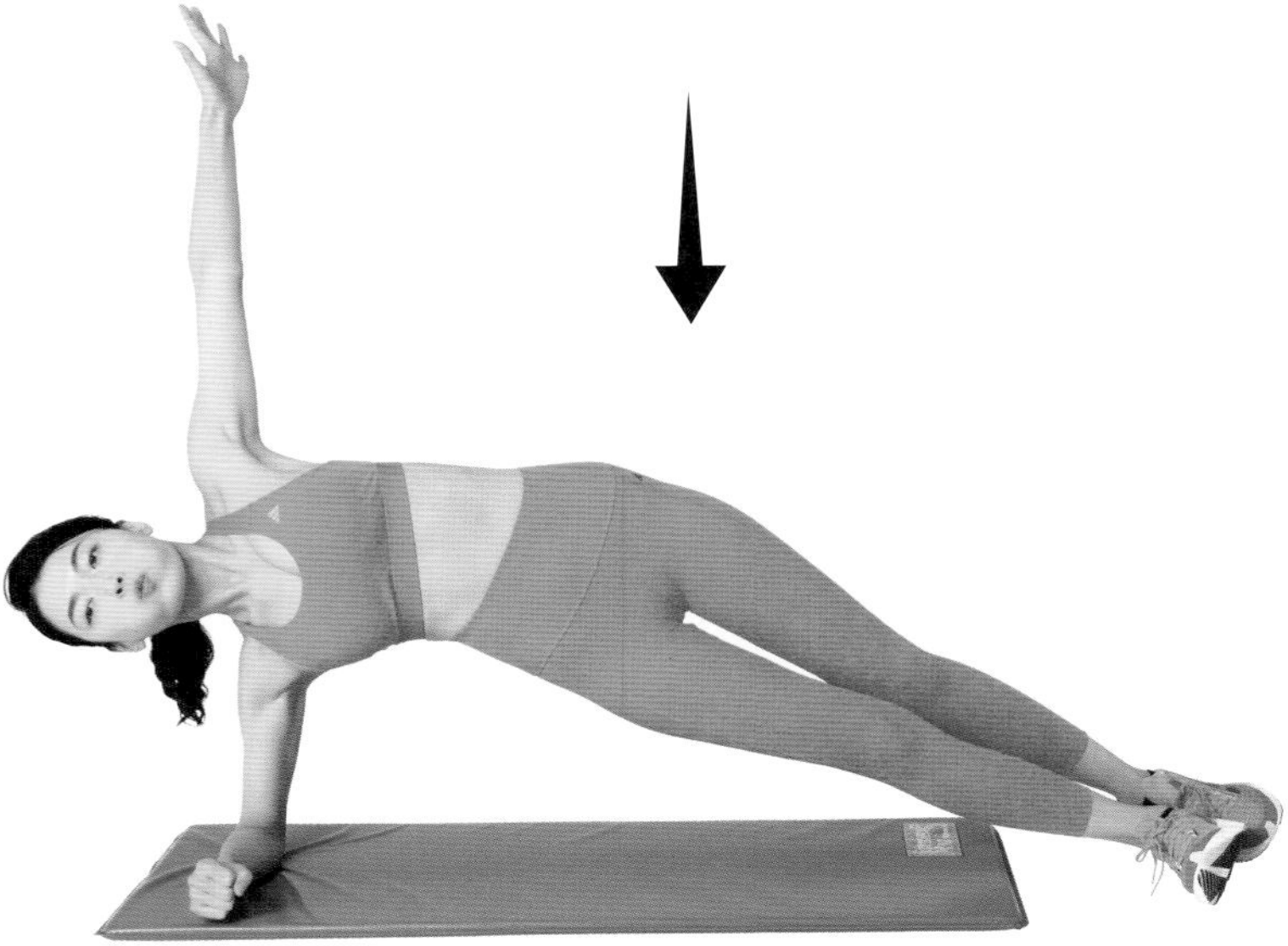

❷ 腰の位置を保ち、7秒しっかり吐く

❶の状態のまま口から7秒息を吐く。腰の位置が落ちないようにしながら、❶〜❷を6セット繰り返す。反対側も同様に6セット。

5 体幹トレーニングⅢ

仰向けの姿勢で行うため、背中の筋肉・脊柱起立筋などを鍛えられるエクササイズ。続けると姿勢が改善されて、疲れにくくなります。

❶ 仰向けで両肘をつき、腰を浮かせる

仰向けで両肘から下を床につき、腰を上げる。お尻をキュッと締め、腰を落とさず、身体が一直線になるように。鼻から3秒息を吸う。

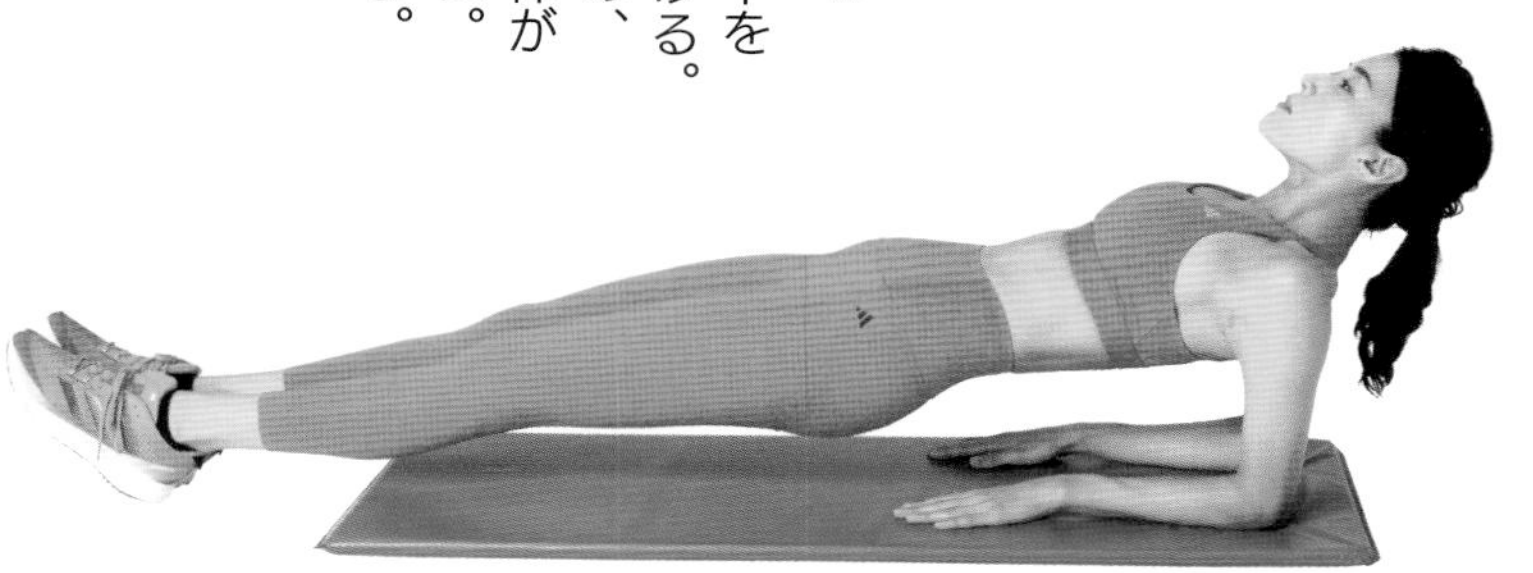

キツイ人はこちら!

腕を曲げるのが難しい人は、手のひらだけを床についた状態で同様に行う。

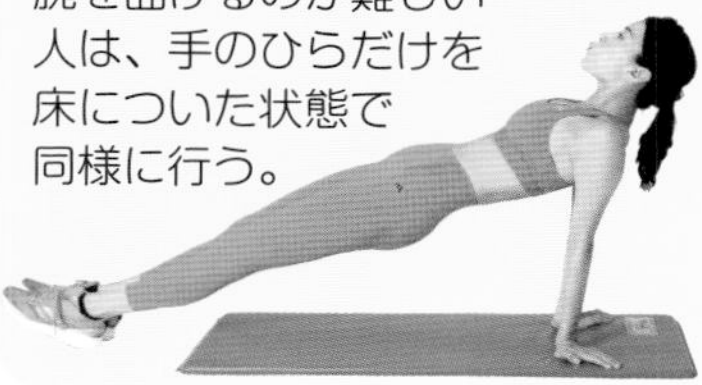

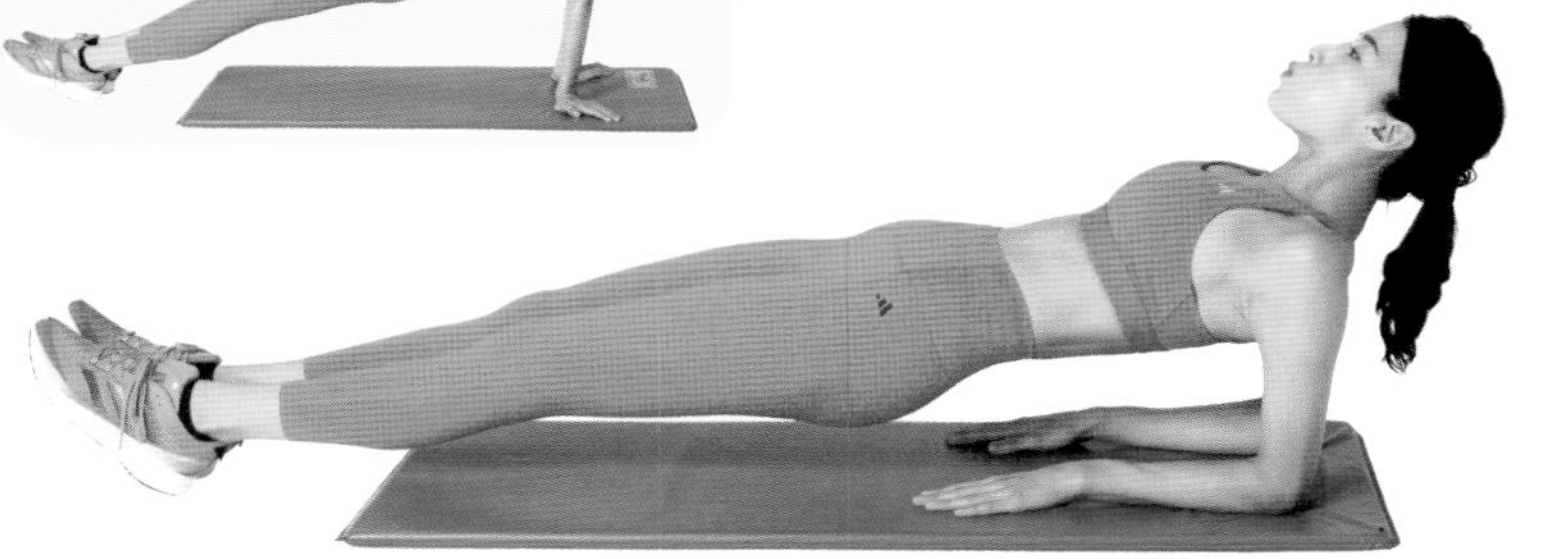

❷ 丹田を意識しながら、7秒息を吐く

❶の姿勢をキープしたまま、口から7秒息を吐く。丹田に意識を集中し、深い呼吸を繰り返す。❶〜❷を6セット行う。

6 体幹トレーニングⅣ

体幹を一気に鍛え、バランス感覚を養うエクササイズです。バランスが取りにくい場合は、前に鏡を置いて行ってみてください。

❶ 対角線上に、腕と脚を伸ばす

左の手のひらと、右の膝で身体を支え、右腕を前方に伸ばし、左脚を後ろに上げて、身体を一直線にする。鼻から3秒息を吸う。

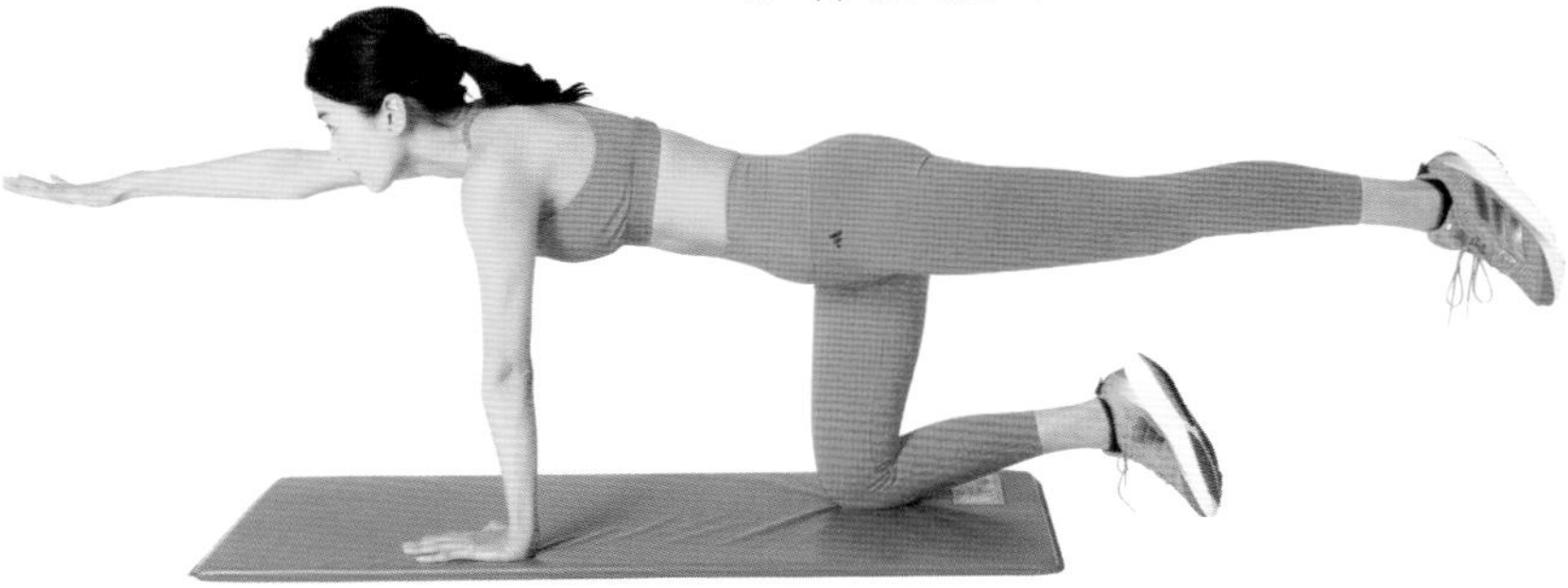

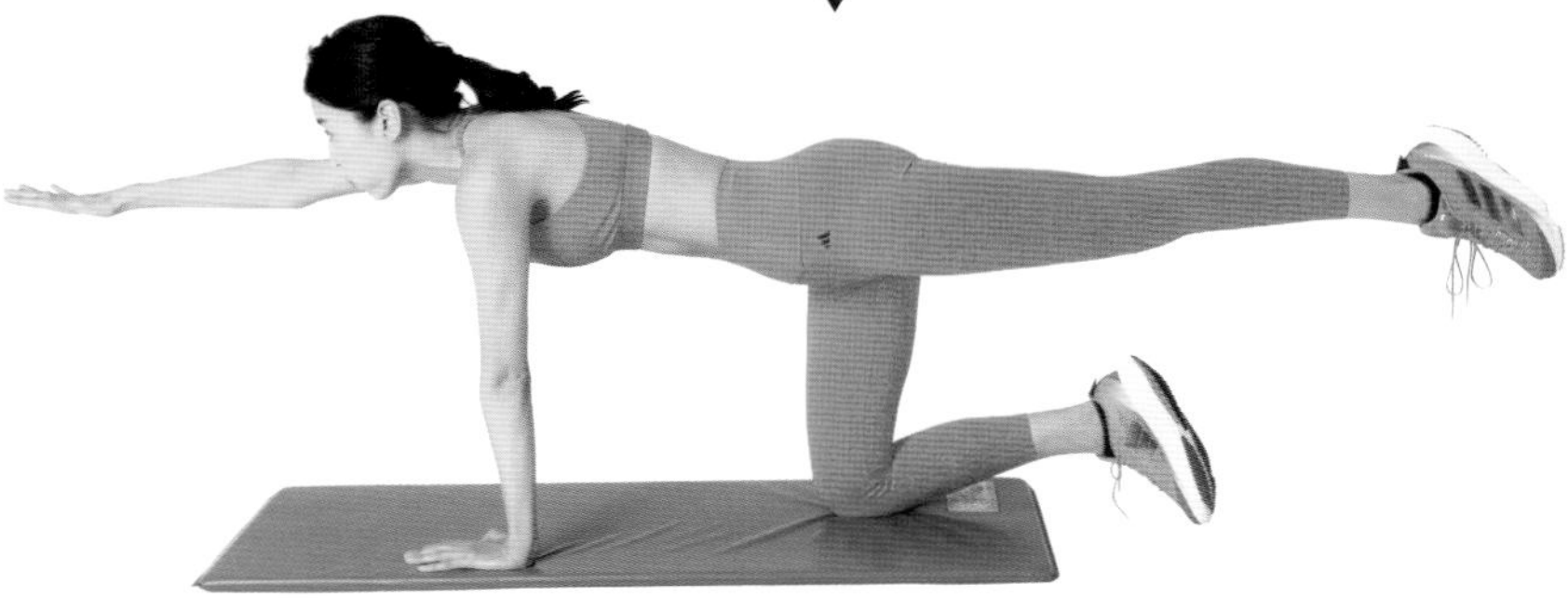

❷ 一直線をキープして7秒息を吐く

❶の姿勢のまま、口から7秒息を吐く。体勢をキープして、❶〜❷を6回行う。腕と脚を替えて同様に行う。

金曜日

100歳まで元気に歩くためのメソッド

これなら
続けられる
毎日7分
メソッド

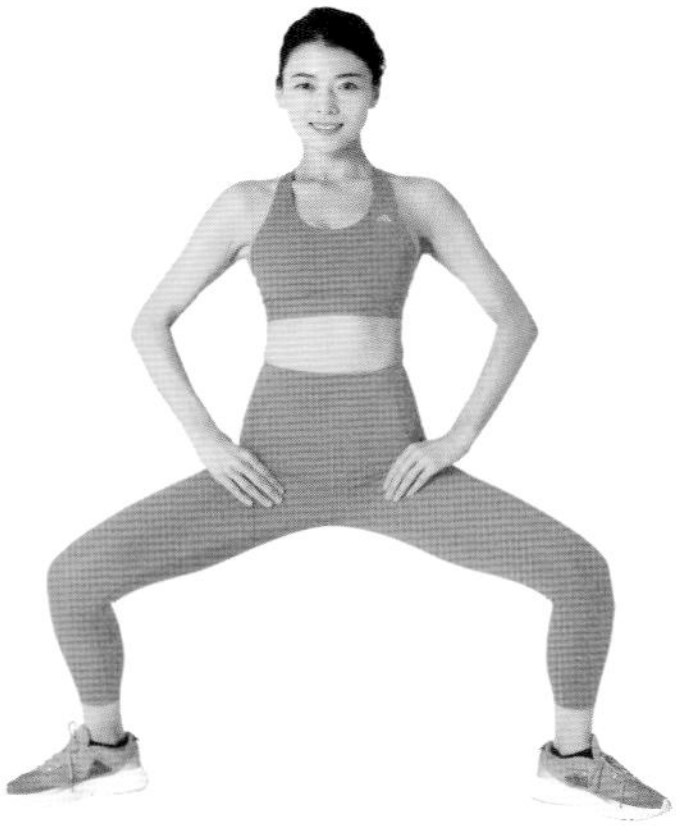

歳をとると転びやすくなるのは、
脚や腰周りの筋肉の衰えと、
腕をちゃんと振れていないことに原因があります。
腕を振れていないと全身のバランスが取りづらくなるので、
ここでは大腿四頭筋と腸腰筋をしっかり鍛え、
脚と一緒にテンポよく腕を振れるエクササイズを行います。

1 基本の呼吸

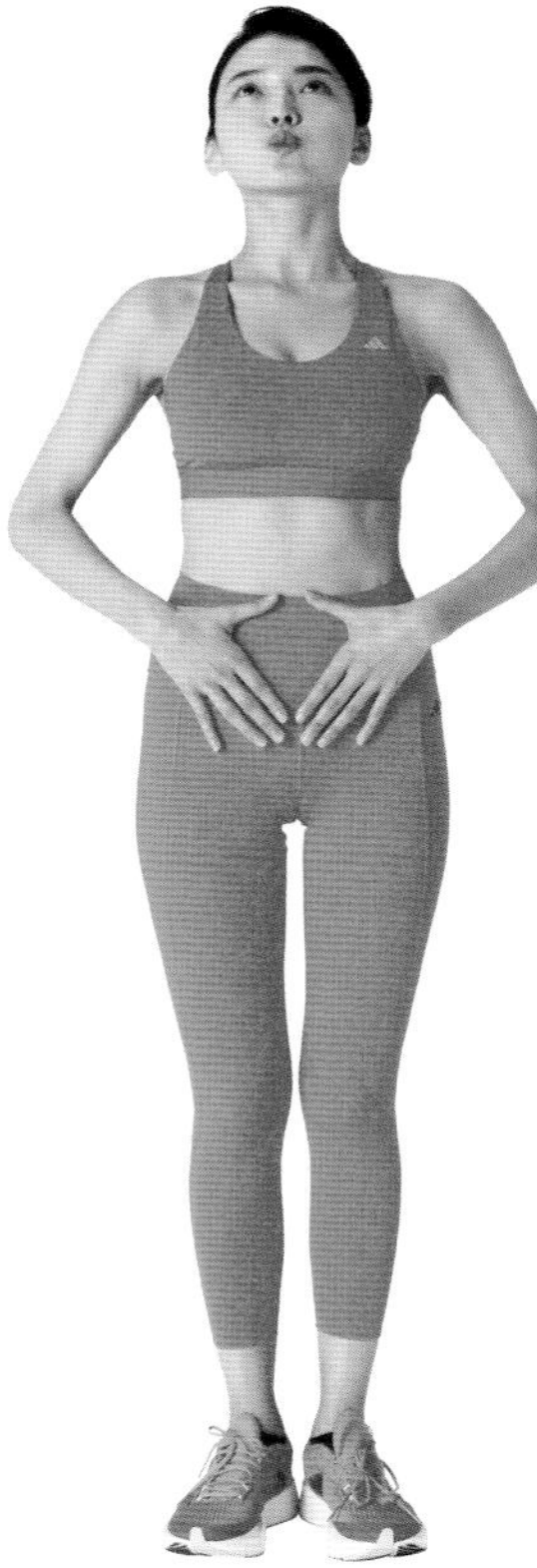

丹田に手をあてて鼻から3秒息を吸い、丹田を意識して口から15秒息を吐きます。

⬇P.11参照

2 ロングブレス

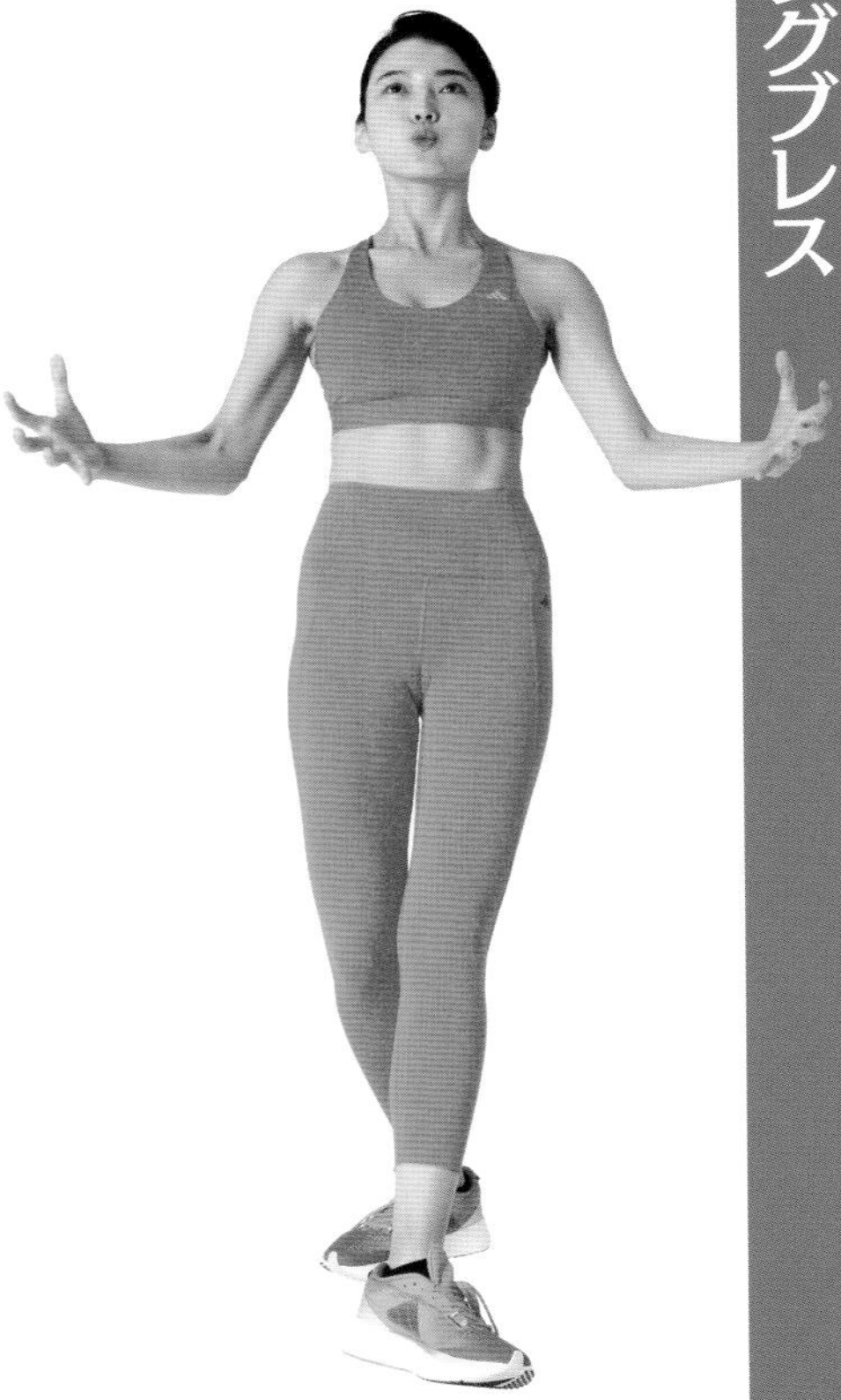

両腕を頭上に上げてお尻をキュッと締め、ゆっくり鼻から3秒息を吸い、左右の肩甲骨がつくくらい両腕を広げます。大きなボールを横からつぶすように口から7秒息を吐きます。

⬇P.12～13参照

3 足上げ運動

最初は椅子を使って、大腿四頭筋を鍛えます。週の後半、脚が疲れているかもしれませんが、なるべく高く上げるようにしましょう。

❶ 膝が90度になるように椅子に座り、鼻から息を吸う

膝が直角になるように脚をそろえて椅子に座る。太ももに手を置き、肩甲骨を寄せ、お腹とお尻に力を入れ、鼻から息を吸う。

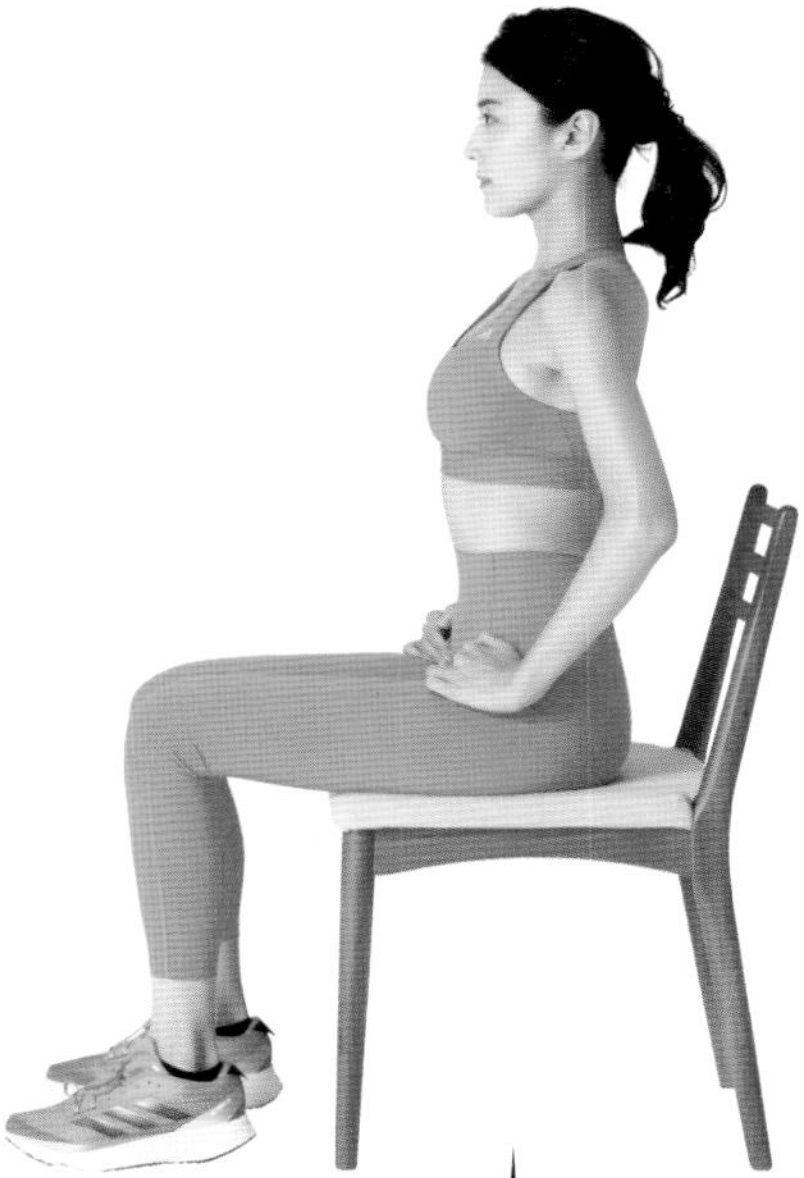

❷ 息を吐きながら膝から下を水平に伸ばす

口から息を吐きながら、床と水平になるまで膝下を上げていく。❶～❷を右脚10回、左脚10回、交互に10回、合計30回行う。

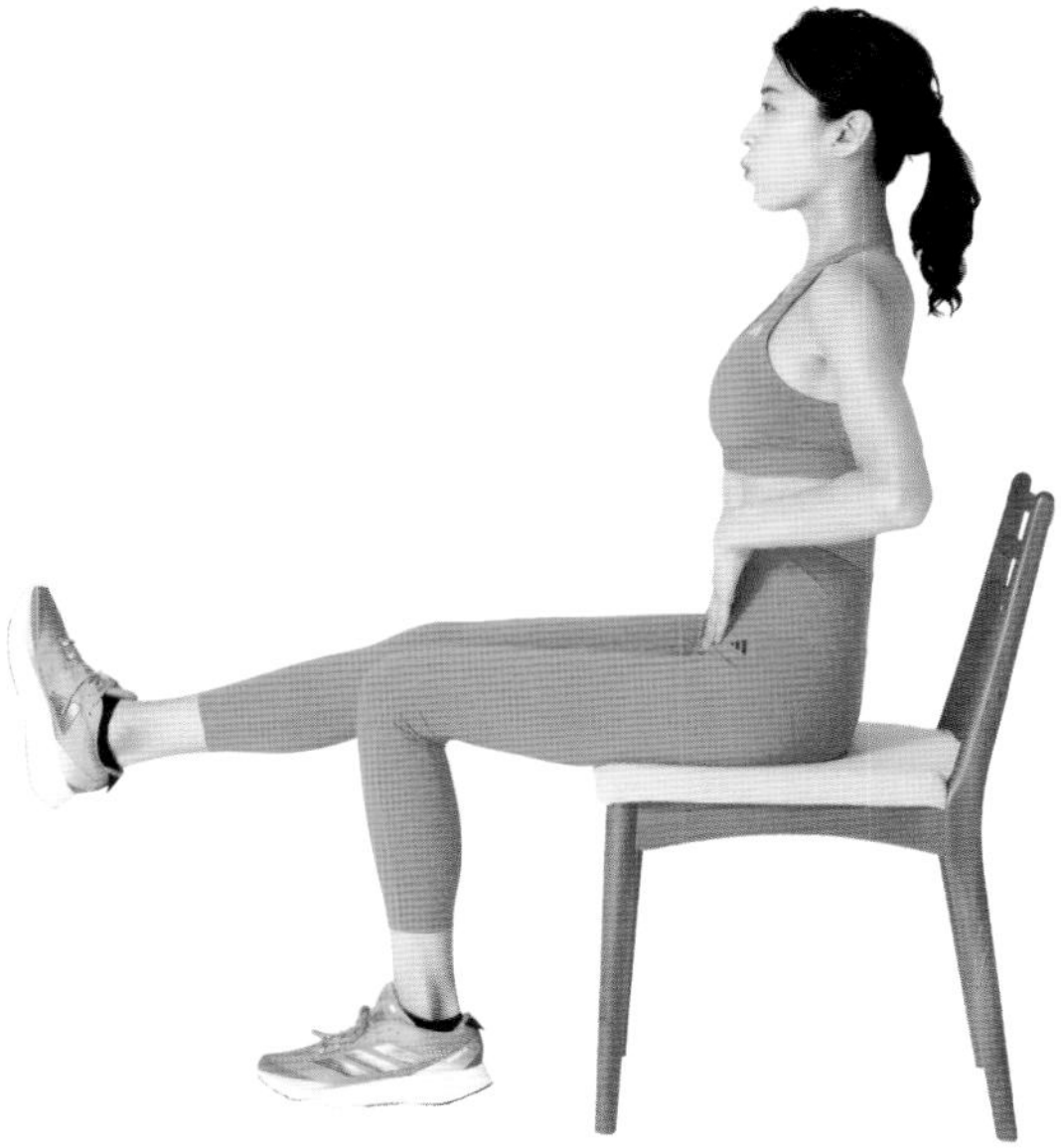

4 膝上げ運動

次も椅子を使ったエクササイズ。太ももを高く上げることで、腸腰筋を鍛えていきます。疲れてきても、くれぐれも呼吸を忘れずに。

❶ 腸腰筋を意識しながら、鼻から息を吸う

膝が直角になるように脚をそろえて椅子に座る。腰周りの筋肉である腸腰筋を意識しながら、鼻から息を吸う。

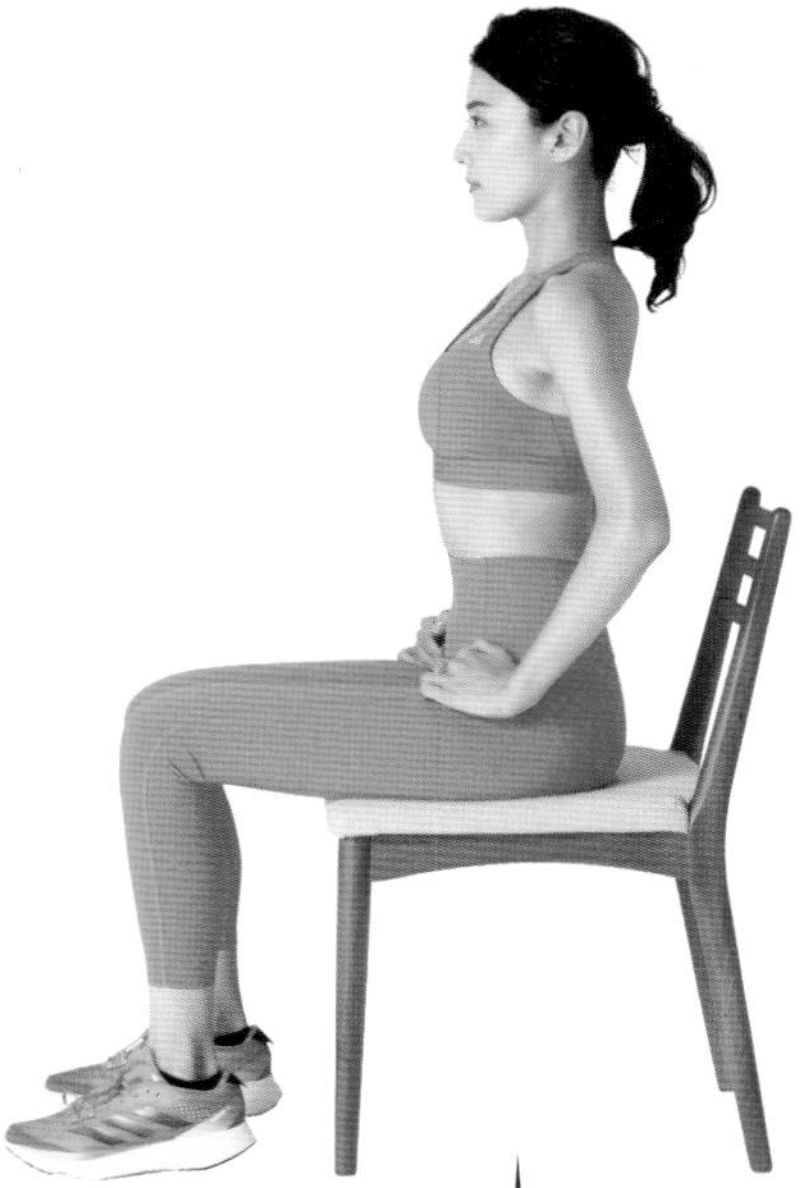

❷ 腰をそらさずに、太ももを高く上げる

口から息を吐きながら、太ももを高く上げる。腰はそらさないこと。❶〜❷を右脚10回、左脚10回、交互に10回、合計30回行う。

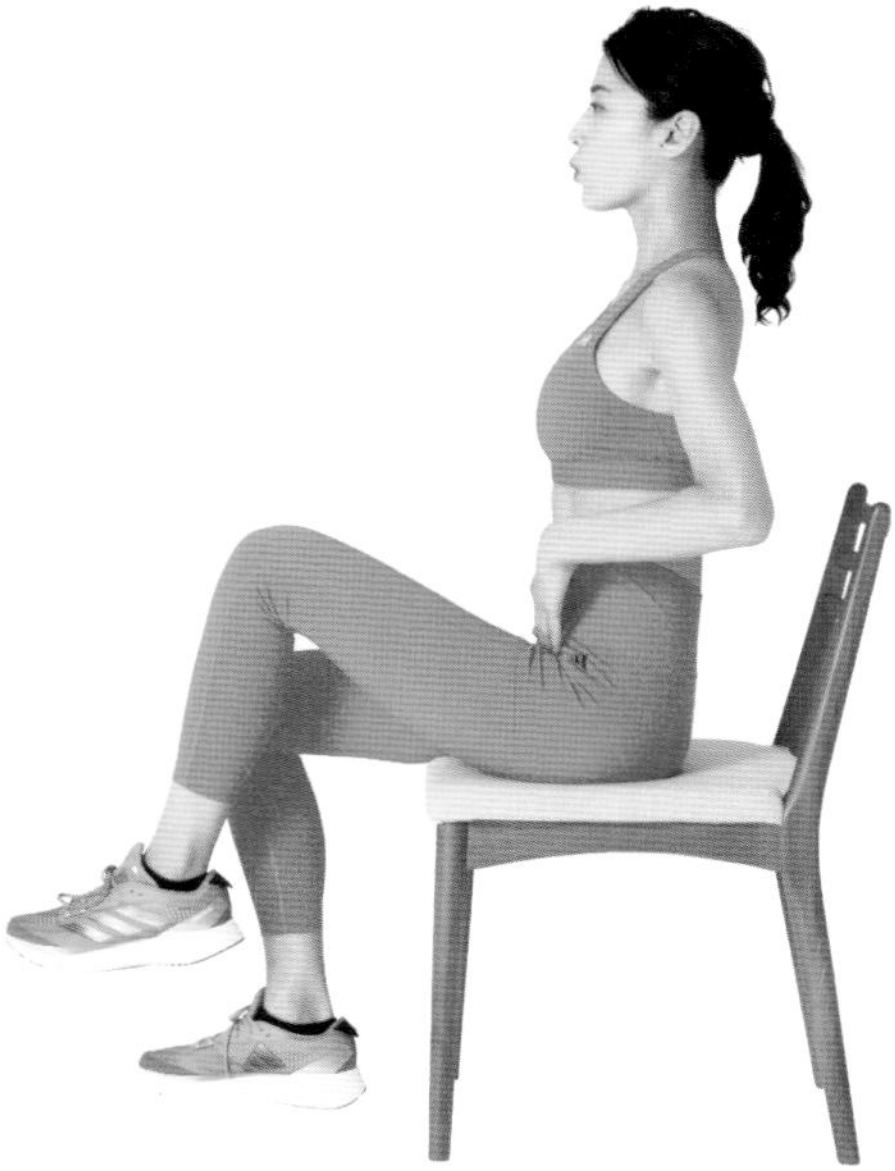

5 スクワットⅣ

今度は立って、太い筋肉の腸腰筋をスクワットで鍛えていきましょう。身体が前のめりにならないように、まっすぐお尻を落として。

❶ 膝を深く曲げて、息を吸いながら上げ下げする

脚を大きく開いて立ち、膝を深く曲げる。その状態で息を吸いながら4回お尻を小刻みに上げ下げする。膝は伸ばし切らないこと。

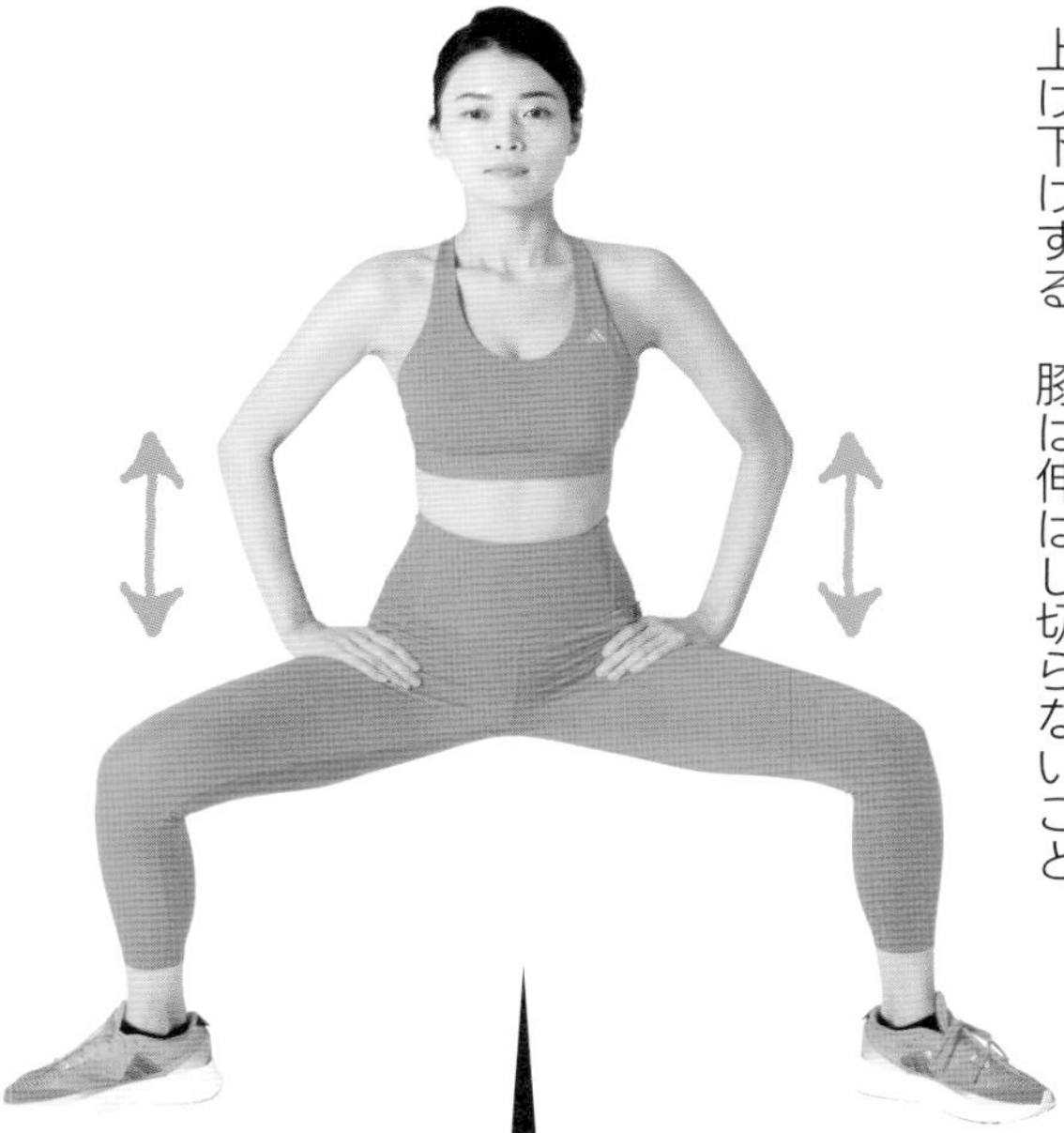

❷ 息を吐きながら、6回お尻を上げ下げする

背筋をまっすぐにしたまま、息を吐きながら6回お尻を小刻みに上げ下げする。❶～❷を3セット、合計30回行う。

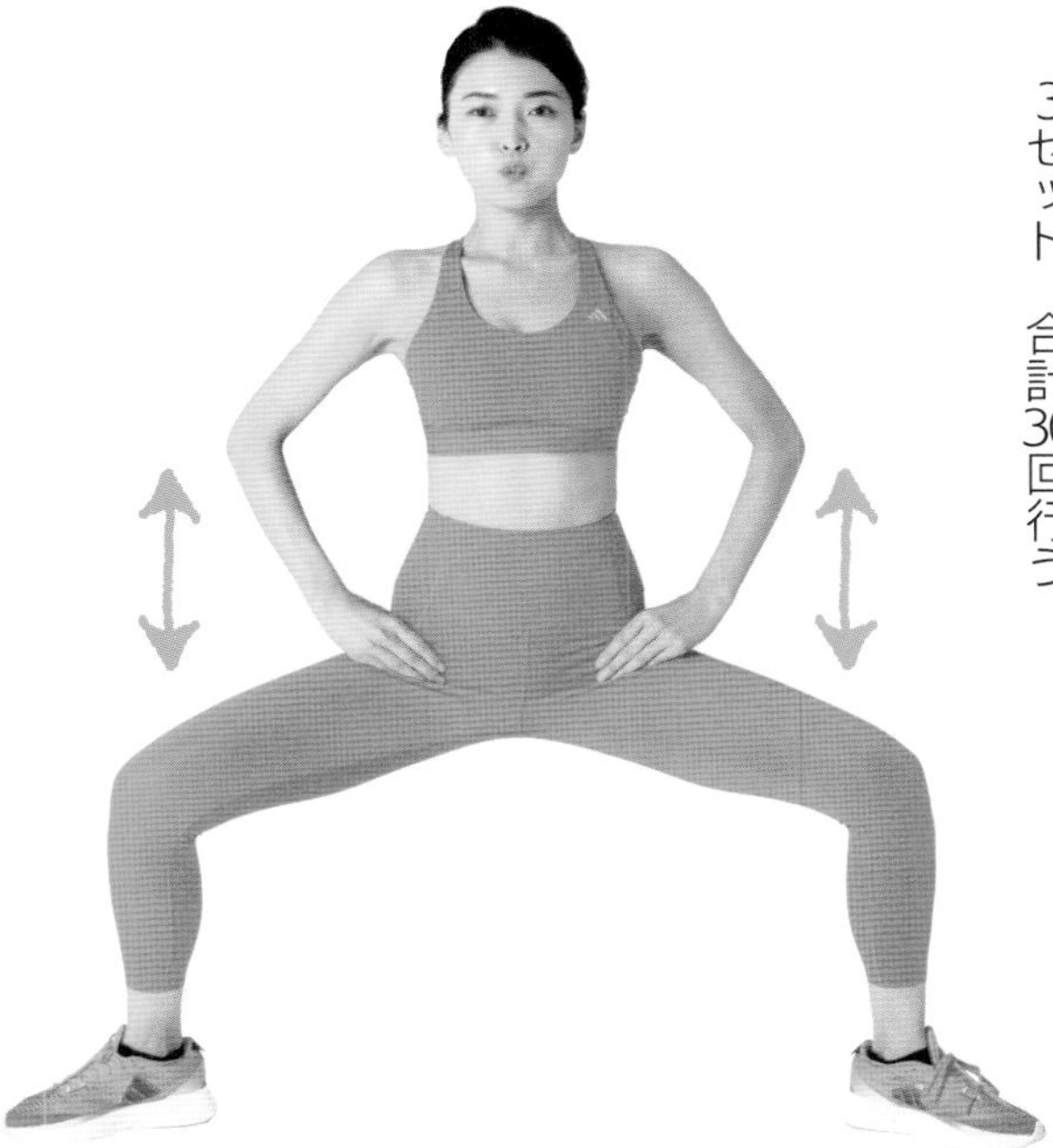

6 リズム運動

最後は、脚踏みをしながら腕を大きく振っていきます。これまでのエクササイズで脚を鍛えたので、腕もしっかり鍛えていきましょう。

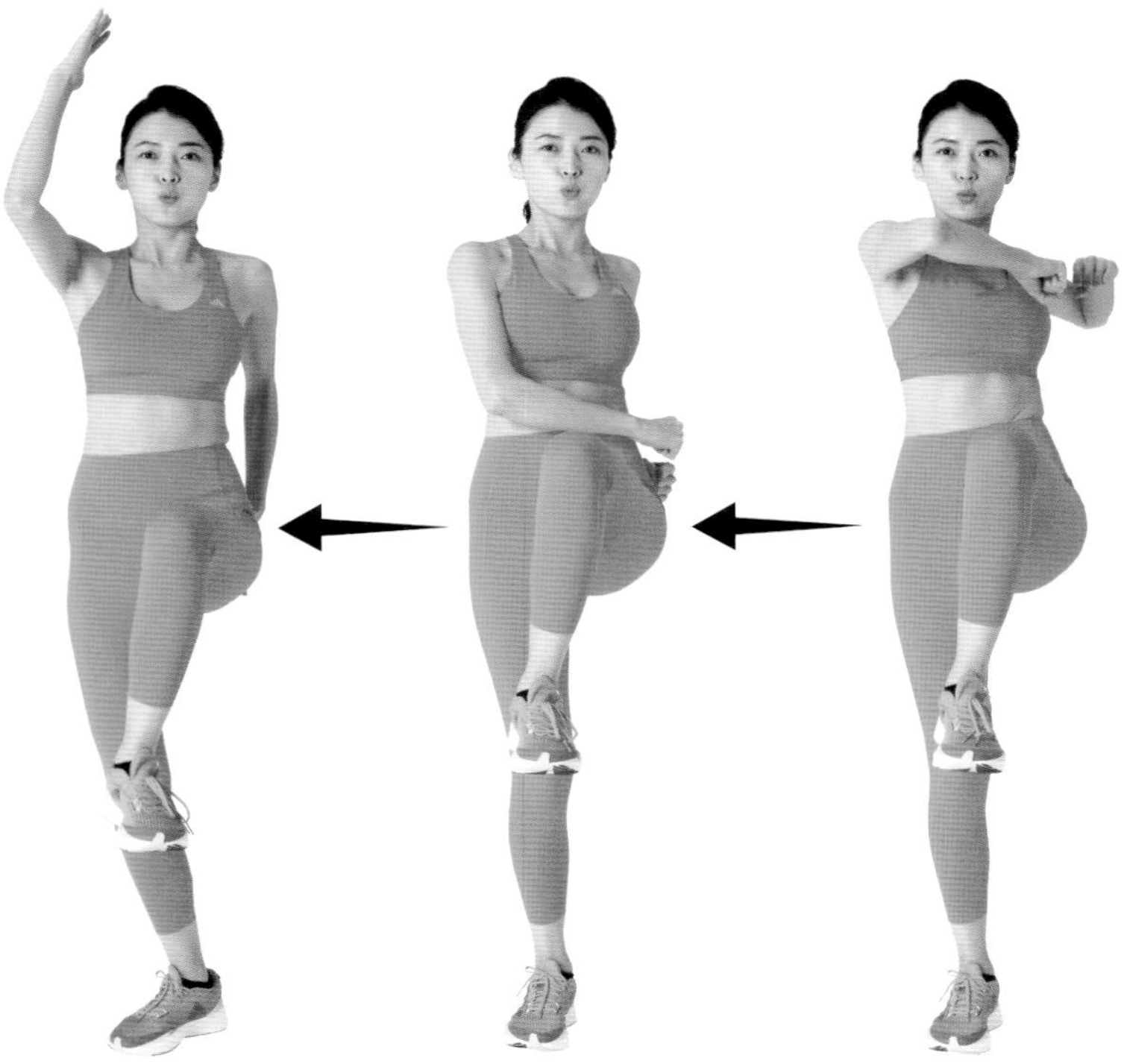

1 胸の高さで両腕を左右に振って腰をひねる

両腕の肘を曲げ、胸の高さで手はグーに。脚踏みに合わせ、上げた脚の側に腰をひねる。「4回で吸って6回で吐く」を6セット。

2 腰の高さで両腕を左右に振って腰をひねる

腰をひねることをしっかり意識しながら、膝を高く上げ、腕を腰の位置で横振りする。「4回で吸って6回で吐く」を6セット。

3 脚踏みとテンポを合わせて腕を振る

リズムよく膝を高く上げて脚踏みをし、両腕を縦に思い切り振る。「4回で吸って6回で吐く」を6セット。肩から腕の血行が改善。

土曜日

100歳まで 腰痛にならないための メソッド

これなら
続けられる
毎日7分
メソッド

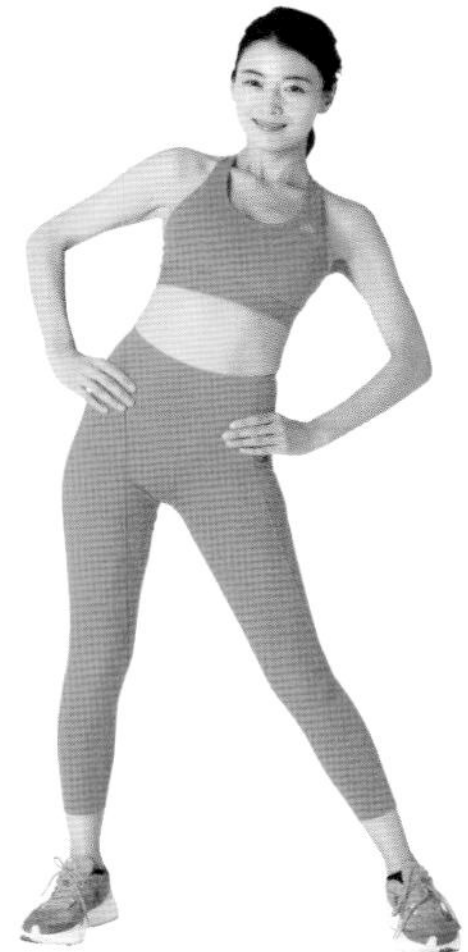

骨や筋肉は歳とともに衰えます。
さらに姿勢が悪い場合などでは、
腰椎《ようつい》やその周りの筋肉に影響が生じ、
痛みや疲れを引き起こします。
腰痛を軽減するには、腰周りの筋肉を柔らかくしましょう。
こり固まった筋肉や縮こまった腰椎を伸ばすことにつながります。

1 基本の呼吸

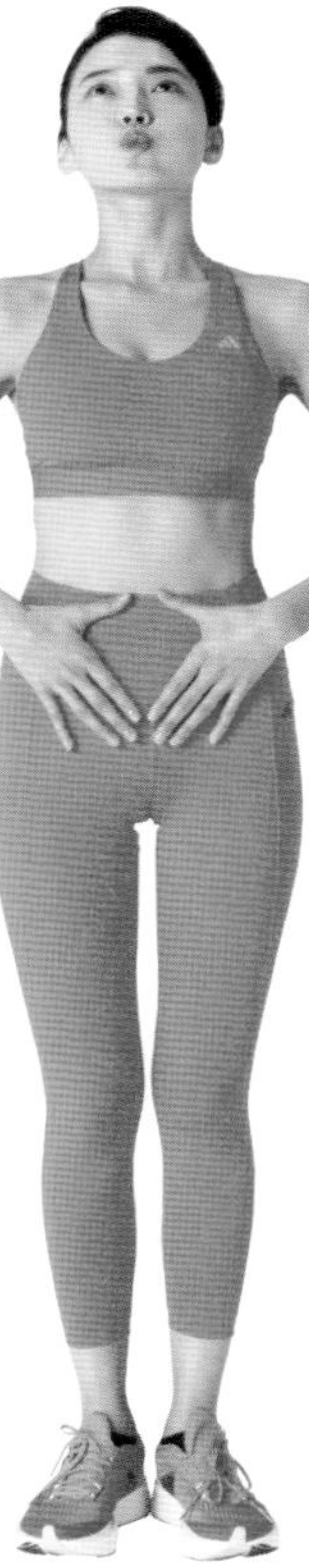

丹田に手をあてて鼻から3秒息を吸い、丹田を意識して口から15秒息を吐きます。

↓P.11参照

2 ロングブレス

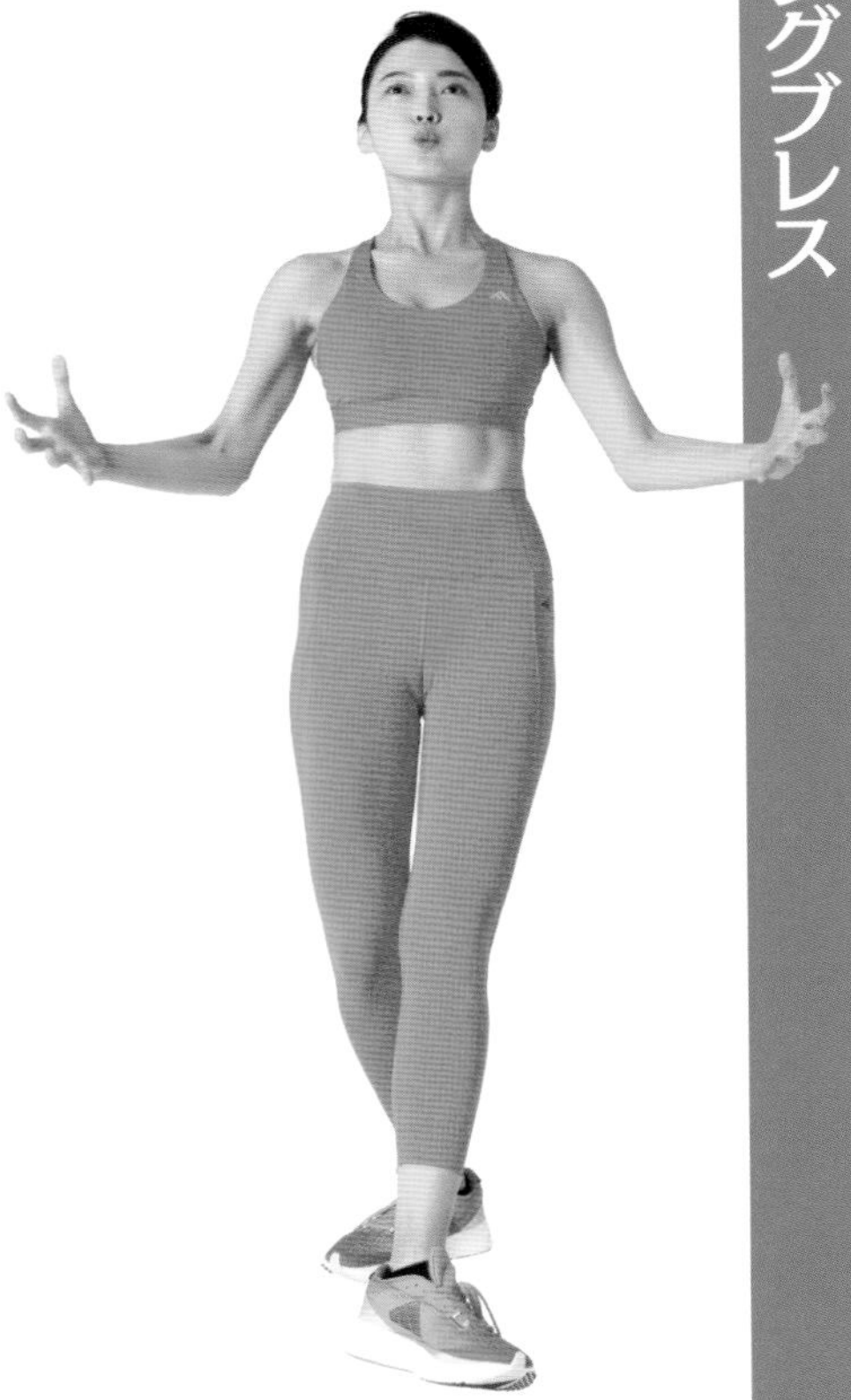

両腕を頭上に上げてお尻をキュッと締め、ゆっくり鼻から3秒息を吸い、左右の肩甲骨がつくくらい両腕を広げます。大きなボールを横からつぶすように口から7秒息を吐きます。

↓P.12〜13参照

3 腰回し運動

骨盤の骨のひとつである仙骨と腸骨の間にある関節・仙腸関節を意識して回していきましょう。腰痛の予防と改善に効きますよ。

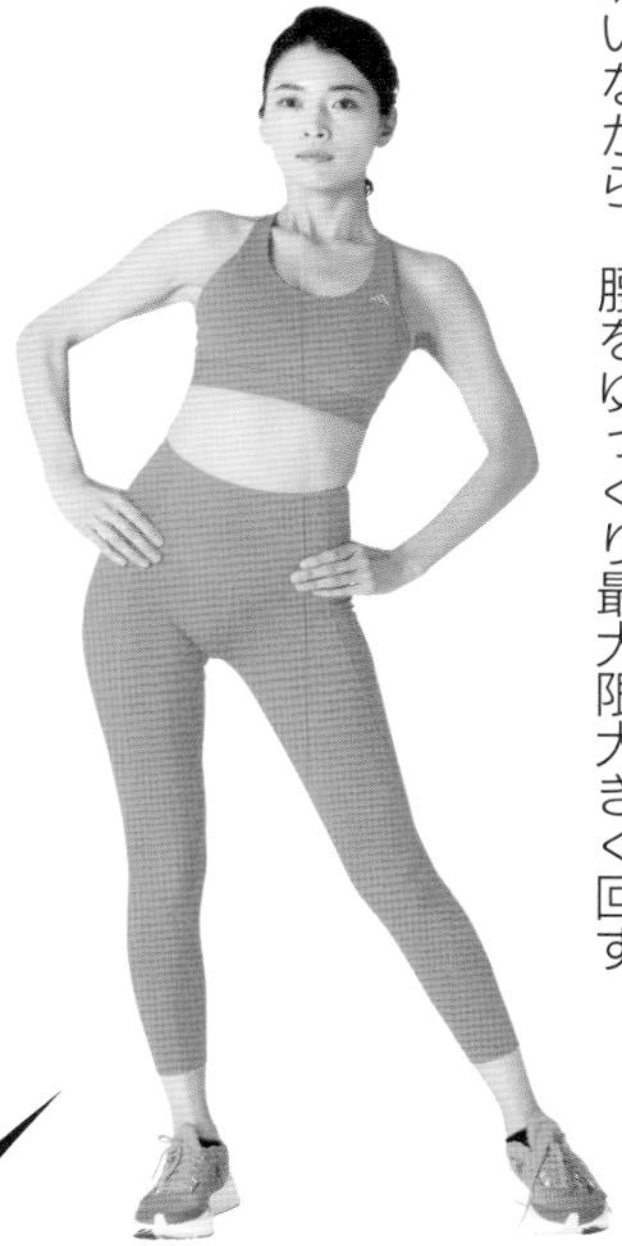

① お腹を引っ込めたまま、ゆっくりと腰を回す

脚を肩幅より広めに開き、両手は腸腰筋のあたりにあて、お腹を引っ込める。鼻から息を吸いながら、腰をゆっくり最大限大きく回す。

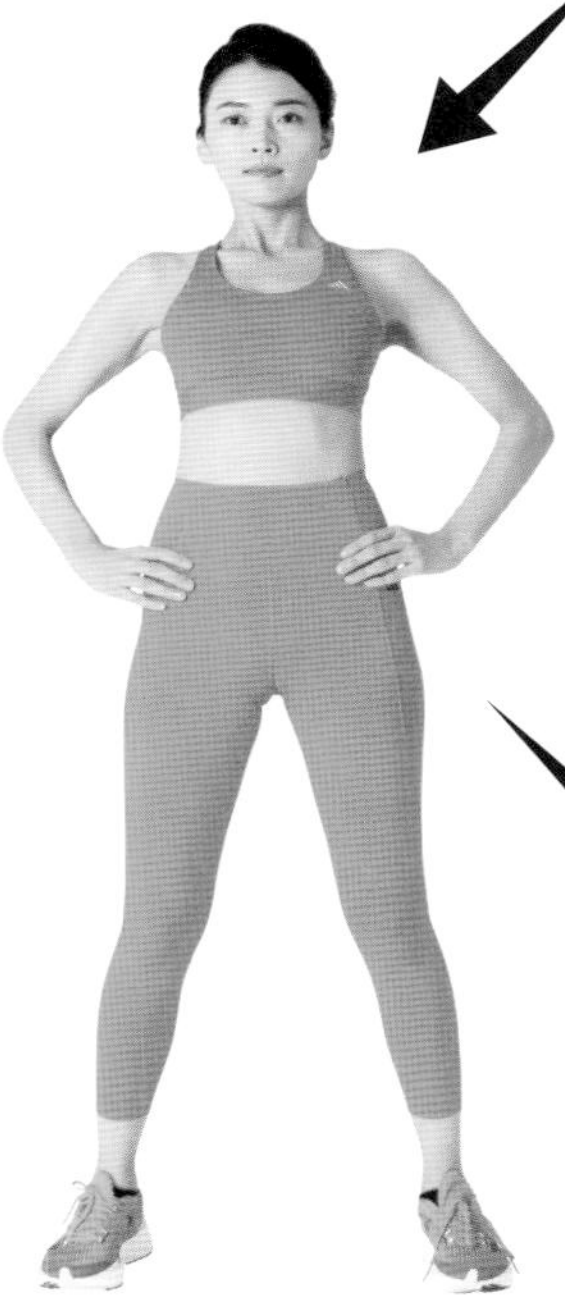

② 身体をそらさず、お尻を突き出すように

お腹を引っ込めて腰を大きくゆっくり回しながら「2回転で鼻から息を吸って、3回転で口から吐く」を5回程度繰り返す。

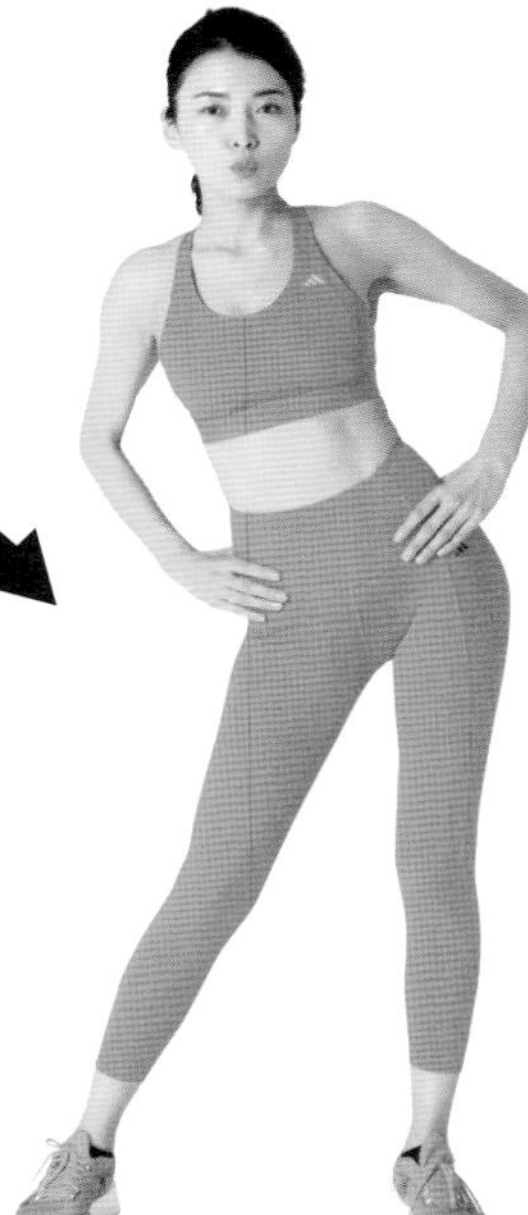

③ 逆回転も行う 右・左回転で計4分程度

右回転から始めたら、次は左回転と、逆回転も忘れずに。右↓左↓右↓左と1分ずつ、合計4分を目安に行う。

4 腰椎ストレッチ

上半身を支える骨・腰椎の間を伸ばしていきます。腰痛の際に絶対にNGなのは腰をそらすこと。背中を丸めて伸ばしましょう。

① 脚を大きく開いて座り、両腕を椅子の下に入れる

椅子に浅く腰かけ、脚を大きく開く。背中を丸め、前傾しながら両腕を椅子の下に入れ、力を抜いてゆっくり長く吐く呼吸を繰り返す。

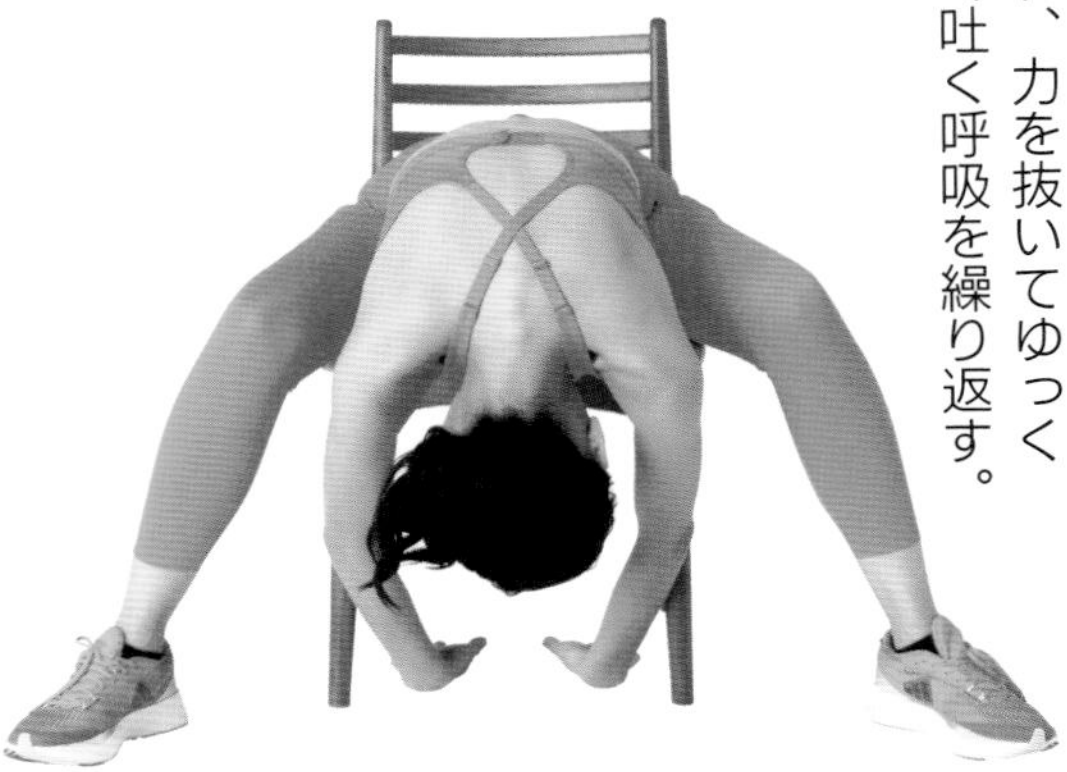

② 呼吸に慣れてきたら、腕をさらに奥に入れる

呼吸に慣れてきたら、両腕をさらに奥に入れていく。1〜2分ほど力を抜いて呼吸を繰り返したのちに、ゆっくり身体を起こす。

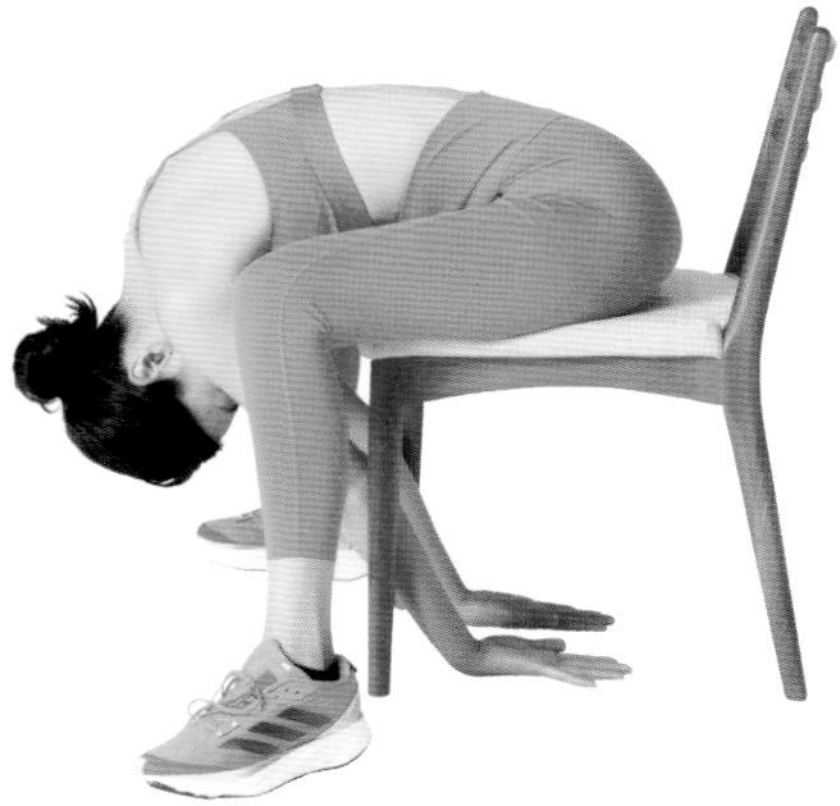

腰痛がひどい人はベルトをプラス!

美木良介考案の「ロングブレスの魔法 サポートベルト」。つけると縮こまった腰椎が伸びるため、腰痛改善の効果が。ロングブレスエクササイズの際に付けるとより効果的に鍛えられる。

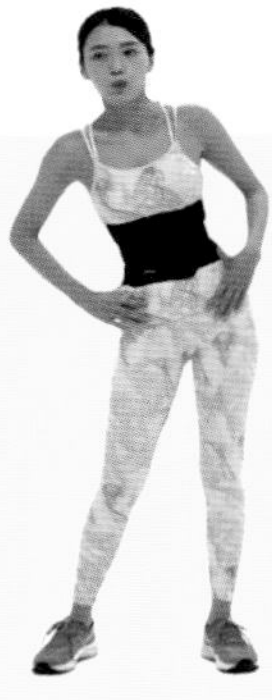

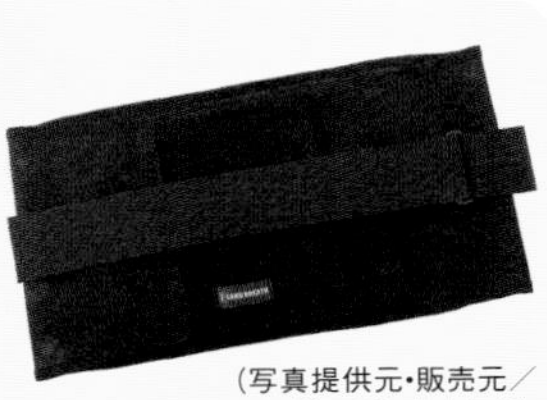

（写真提供元・販売元／ジャパネットたかた）

※掲載されている情報（画像等）は、2024年2月現在のものです。

マインドフルネス

仕事や家事に追われ、疲れているのは身体だけではありません。
脳と心も日々、忙しく動いています。
脳の休息と心の安定を同時に図れるとして、
世界中で注目されているのが「マインドフルネス」。
より効果的に息を送り込めるオリジナルの方法をご紹介します。
週の終わりなどに、その日のエクササイズに加え、
ぜひ行ってみてください。

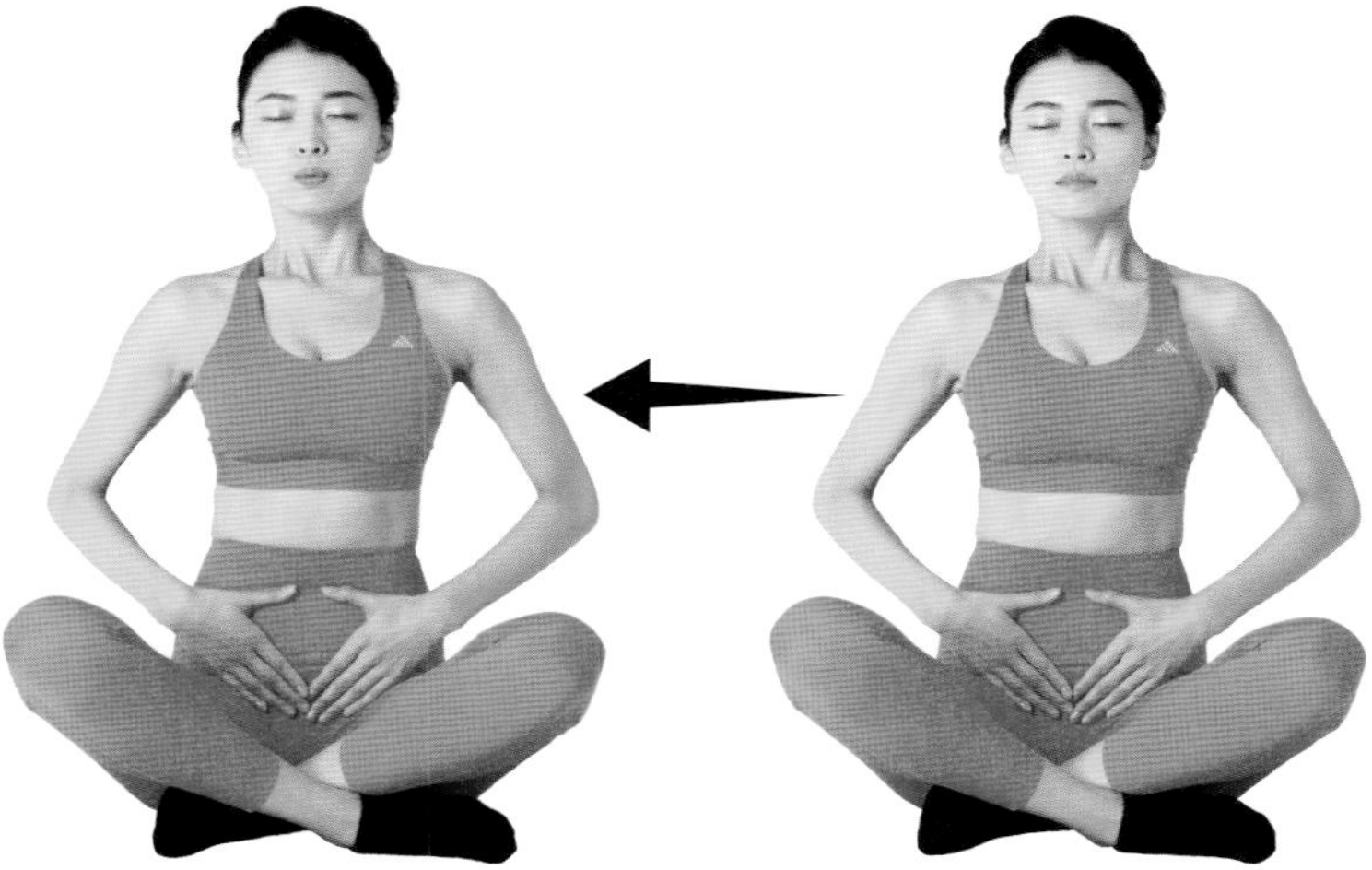

❶ 目を閉じて座り 鼻から5秒吸って 5秒止める

背筋を伸ばして座り（椅子に座ってもOK）、手は丹田に置く。目を閉じて鼻から5秒気持ちよく息を吸ったら、5秒止める。

❷ 丹田を意識しながら ゆっくり10秒かけて 息を吐く

10秒かけてゆっくりと口から気持ちよく息を吐いていく。お腹は引っ込めたまま、丹田を意識して。❶～❷を9回繰り返す。

「酵素を一番最初に摂る」食習慣が“無敵の100歳”をつくる！

現在、私は66歳です。ほぼ毎晩お酒を飲むし、食べる量も「年だから」と減らしたりはしていません。ロングブレスは筋肉量を増やしていく運動であり、筋肉は脂肪よりも多くのエネルギーを消費するからです。そんな私が食事に関して徹底して守っているのが、「酵素」を多く含む食材を最初に食べることです。

酵素はもともと人間の身体の中に存在するタンパク質で構成された物質で、人間の体内には「消化酵素」と「代謝酵素」の２種類が存在します。消化酵素は食べ物の消化を助け、食欲を増進させます。代謝酵素は吸収された栄養を細胞に届けて代謝を促し、免疫力を高める役割を担っています。

酵素は生命の源で、元気に長生きするためには不可欠な存在。体内の酵素がなくなるときが死ぬとき、と言われています。諸説ありますが、一生のうち体内でつくられる酵素には限りがあり、増やすことはできません。40歳を過ぎると急激に減少し、それが原因でさまざまな不調が引き起こされると考えられています。

●酵素が多く含まれる食材

生のフルーツ	りんご、キウイ、パイナップル、スイカなど
生野菜	キャベツ、パセリ、大根おろし、山芋、セロリ、レタス、にんじんなど ※加熱すると酵素の働きが失われるので、生の状態で。
発酵食品	納豆、みそ、キムチ、ぬかづけ、ヨーグルトなど

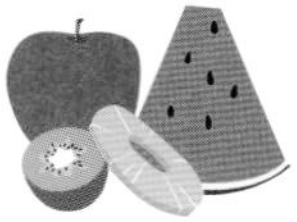

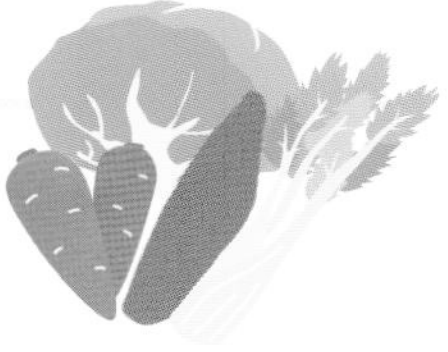

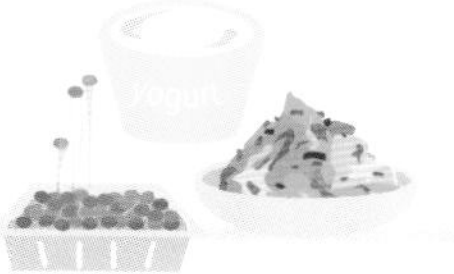

では、限りある酵素を無駄遣いしないために、どんなことに気をつけたらいいのでしょうか。それは食事の最初に、酵素が含まれる食材をたっぷり食べること。たとえば生のフルーツや野菜、発酵食品などです。食物酵素を最初に体内に取り入れると、次に食べる食材の消化を助けてくれます。つまり体内の消化酵素を使わずに済むのです。私がよく摂《と》るのは、味付けしていない大根おろしや山芋などの野菜や、さらに多くの酵素を含んでいる納豆やヨーグルトなどの発酵食品です。これらを意識して、最初に口にしてみてください。

さらにお薦めなのがスロージュース。私も毎朝、無農薬のりんごとにんじんをスロージューサーでジュースにして飲んでいます。スロージューサーは酵素を壊してしまう熱を加えないので、酵素や栄養素の吸収がよいのです。ぜひ試してみてください。

ちなみに食物繊維が豊富なキャベツなどの生野菜は、血糖値の上昇度合（ＧＩ値）を下げるのでダイエットにつながります。逆に白米、小麦、白砂糖など「白い食材」はＧＩ値を上げやすいので要注意です。

また、食事の際、消化酵素と代謝酵素のバランスも意識してください。食べ過ぎはもちろん、同じものばかりを食べたり、添加物、加熱食品、白い食材を摂りすぎるなど不摂生な食生活を続けていると、消化酵素が過多になり、代謝酵素が少なくなってしまいます。その結果、太りやすくなったり、病気になりやすくなります。酵素のバランスを取る意味でも、生野菜やフルーツを積極的に摂るようにしましょう。

最後に、酵素が働きやすい身体づくりについても一言アドバイスを。体温が低いと酵素の働きが鈍くなると言われています。本書で紹介するロングブレスエクササイズで筋肉を鍛え、基礎体温を上げることで、酵素が働きやすくなり、健康な身体を目指せます。酵素優先の食生活×１週間のロングブレスエクササイズで、無敵の１００歳を目指しましょう。

●スロージューサーでつくる酵素たっぷりのジュース

毎朝、無農薬栽培のりんごとにんじんをジュースにして飲んでいます。その際、熱で酵素や栄養素が失われないようにミキサーではなくスロージューサーを使用。スロージューサーを使えば酵素や栄養素の吸収もよくなるので気に入っています。気合いを入れたい日は、小松菜、レモン、りんご、パイン、生姜を入れた「ファイトケミカルジュース」を飲んで､力をつけています。

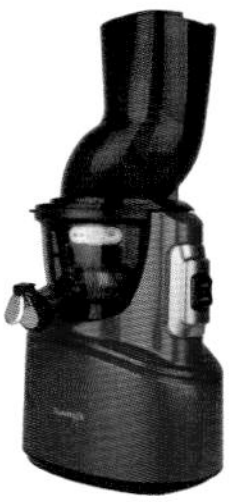

美木さん愛用の
「クビンス サイレント
ジューサー」
（写真提供元・販売元／
ジャパネットたかた）
※掲載されている情報（画像等）
は2024年2月現在のものです。

●消化酵素と代謝酵素はバランスが肝心！

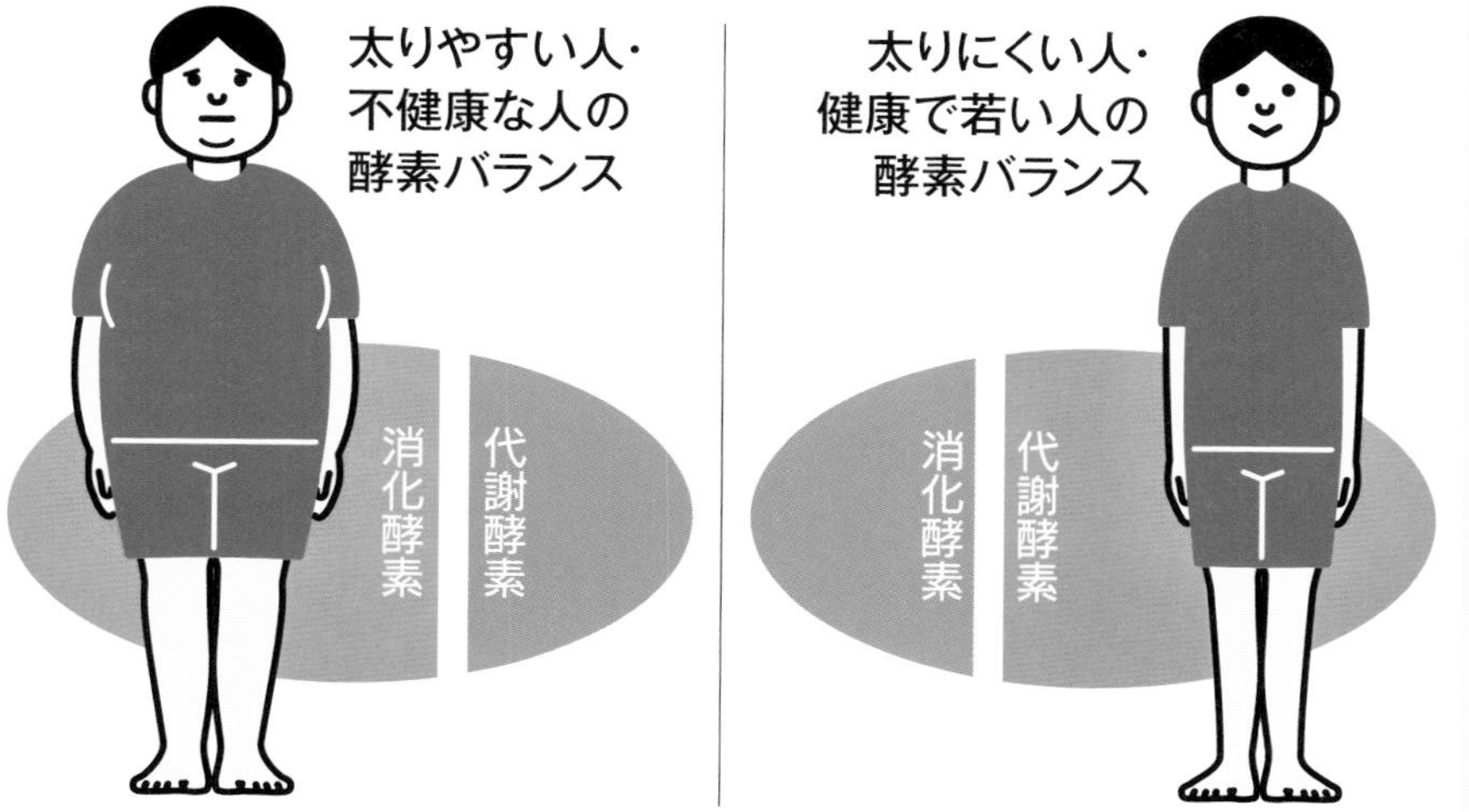

あとがき

無敵の１００歳に最も近い男、幻冬舎・見城徹社長とロングブレスを語る

曜日ごとの7分間エクササイズ、いかがでしたか？　大切なのは続けていただくこと。まさに「継続は力なり」です。最後に、ロングブレスを6年半続けている幻冬舎代表取締役社長の見城徹さんと一緒に、ロングブレスの魅力や効果的な取り組み方についてお話ししていきます。

誰の手も借りずに暮らせる１００歳でありたい

美木（以下、美）　見城さん、この度は僕の本にご登場いただき、ありがとうございます。

見城（以下、見）　自社の出版物に出るのは嫌だったんだけどね……美木さんが「あとがきにこれほどふさわしい人はいないから」って言うからさ。

美　だって、この本のタイトルを『無敵の１００歳』に決めたのは見城さんでしょう。この言葉は、見城さんの目指す生き方そのものですよね。

見　僕は今73歳ですが、「無敵の73歳でありたい」と思っています。そして今後も無敵の１００歳を目指したい。自分の足で歩けて、散歩はもちろん、レストランや旅行にも行ける状態です。

美　多くの人が「年老いても誰かの手を借りずに暮らしたい」という願いを持っていますから、そ

の思いに応える最高のタイトルだと思いました。改めてありがとうございます。見城さんがロングブレスを始められたのは、2017年でしたね。

見　そう。春先にベネフィット・ワンの白石徳生社長と桜十字グループの西川朋希代表と会食していたら、彼らが「僕たちの身体を見てください」とシャツをめくって腹を見せてきて。僕もトレーニングを相当しているほうだけれど、ふたりの腹がビシッと締まっていて、驚いた。そうしたら「僕らはロングブレスをやっているんです。実は見城さんをお誘いしようと思って」と言われて、1週間後にロングブレススタジオに行きました。

美　見城さんがいらっしゃることになって、それまで面識がなかったので著書を拝読しました。そして、頭が切れる方だから、ロングブレスの理論からきちんとお伝えしようと決めたんです。

見　確かにその説明はすごくわかりやすかったし、汗が出て、初回から効果を実感できました。

美　2回目のトレーニングでは「お世辞抜きで感動した。美木さんのトレーニングには心がある」と言ってもらえて、嬉しかったですね。

インナーマッスルがついて肌もキレイになる

見　もともと僕は有酸素運動とウエイトトレーニングを長年やっていたから筋肉はあったんです。でもそれは、身体の外側につく、ぼてっとした筋肉。ロングブレスを始めてひと月ほどでインナーマッスルが鍛えられてきたと感じ、見た目にも締まった筋肉になっていきました。今や肩と背中も鍛えられて、身体のシルエットも変わりましたね。

美　6年半前より、顔も身体も確実に若くなっていますよ。特に肌は73歳とは思えません。ハリがあるし、たるみがまったくない。

見 おかげで10歳は若く見られます。

美 身体も丈夫になりました?

見 そうなんです。とにかく風邪を引かなくなったし、疲れにくくなりました。もうひとつ嬉しいのは、腰痛がなくなったこと。

40年続いた腰痛がまったく起きなくなった

美 見城さんは40年近くも腰痛に悩んでいらっしゃったんですよね。

見 1年に2回ぐらい、腰痛で1週間程度歩くのが辛くなる時期があったんです。それがロングブレスを続けることで、まったくなくなった! 腰痛といえば、美木さんが監修した「ロングブレスの魔法 サポートベルト」もすごいよね。まだ腰の痛みがあったときにあのベルトを巻くと、つけた瞬間に痛みが消えた。あれには驚いたよ。

美 腰痛は腰椎の間が縮まって、神経を圧迫することで発生するんです。サポートベルトを巻くとお腹が凹む。要はお腹の間が伸びるんです。それはすなわち、腰椎の間を伸ばすことにもつながるので、痛みが瞬時になくなるんですよ。

見 なるほどね。僕は疲れているとき、ふーっとロングブレスをすると確実に元気になるんです。それにスピーチの前にすると、落ち着いてうまくいく。いろいろな物事が好転するから、勝負時にロングブレスをするのがクセになりましたよ。

美 それは呼吸によって酸素が細胞に行き渡り、脳神経細胞を活性化するからです。寝不足のときや勝負時にロングブレスをすると心が落ち着いたり、頭の回転がよくなると皆さんおっしゃいます。

睡眠の質も向上 呼吸は人生を変える！

見　あと、どうしても眠れないときは、頑張って寝ようとしないで、ロングブレスをします。

美　それはいいですね。人間の身体は体温が下がるときに眠気が起きるので、体温が高ければ眠りに入りやすくなります。体温が低い人になぜ不眠症が多いかというと、〝下がる体温〟がないから。だから寝る前にロングブレスをして体温を上げてから寝るというのは、とても理にかなっています。実際、ロングブレスのレッスンを受けた日はよく眠れるという生徒さんが多いんですよ。

見　こうやって振り返ってみると、ロングブレスは今や僕の日常生活に完全にはまっているというか、ロングブレスが僕の動きを規制しています。いつでもどこでもできるから、ベッドで横になっていても、テレビを見ながらでもできる。こんなにも自分が呼吸を意識しながら生活するなんて思ってもいなかった。呼吸こそが人生を変えるんだってことが、僕はこの6年半でよくわかりました。

美　ありがとうございます。そもそも人間は1日に2万回呼吸をします。そして細胞に栄養となる酸素を届けるのも呼吸です。だからこそ、その呼吸をいかに意識するかが大事なんです。

見　人は呼吸で生きているから、呼吸にすべての健康の秘密があるんですね。ところで、今回はなぜ1日7分間のエクササイズにしたんですか？

美　7分間は高齢者や体力がない人でも動ける時間だからです。日曜日から土曜日までメニューが違いますから、初めての方にも取り組みやすいと思います。毎日続けることによって、確実に元気な身体になっていきますよ。

脳内出血の後遺症で歩けない身体をたった1日で歩行可能に

見　そういえば2年前に脳内出血を起こされたお母様にもロングブレスを指導したんですよね。

美　はい。倒れてすぐに搬送され、緊急手術を受けました。2週間ほど入院して、退院の時点で、「立てるけど、歩けない」状態だったんです。これはリハビリを始める前になんとかしないと、と思って慌てて実家に戻り、朝昼晩と5分ずつロングブレスのエクササイズを母に実践してもらったところ、1日目から歩けるようになりました。

見　それはすごいね。

美　この本には、そのときに母が実践したエクササイズがたくさん入っています。母はその後もエクササイズを続け、85歳の今もすごく元気です。今回のエクササイズは呼吸で体温を上げて、血流をよくするだけでなく筋肉もつくので、手足のこわばりも軽減していきます。実際、80代のパーキンソン病の方にも、効果がありました。

見　まさに無敵の１００歳が目指せますね。

美　見城さんにも今のロングブレストレーニングを続けていただき、無敵の１００歳のパイオニアになっていただかないと。

見　何年か前にふたりで目標を決めたじゃない?

美　見城さんの身体を映画『００７』の主演のダニエル・クレイグの身体にすると決めましたね。

見　そうそう。僕は彼より18歳上だけど、ロングブレスを続けて、ダニエル・クレイグを目指して頑張ります。もちろん無敵の１００歳も。

美　全力でサポートいたします！　そして、日本の高齢者を元気にするのが私の使命だと思っているので、ロングブレスを進化させてまいります。

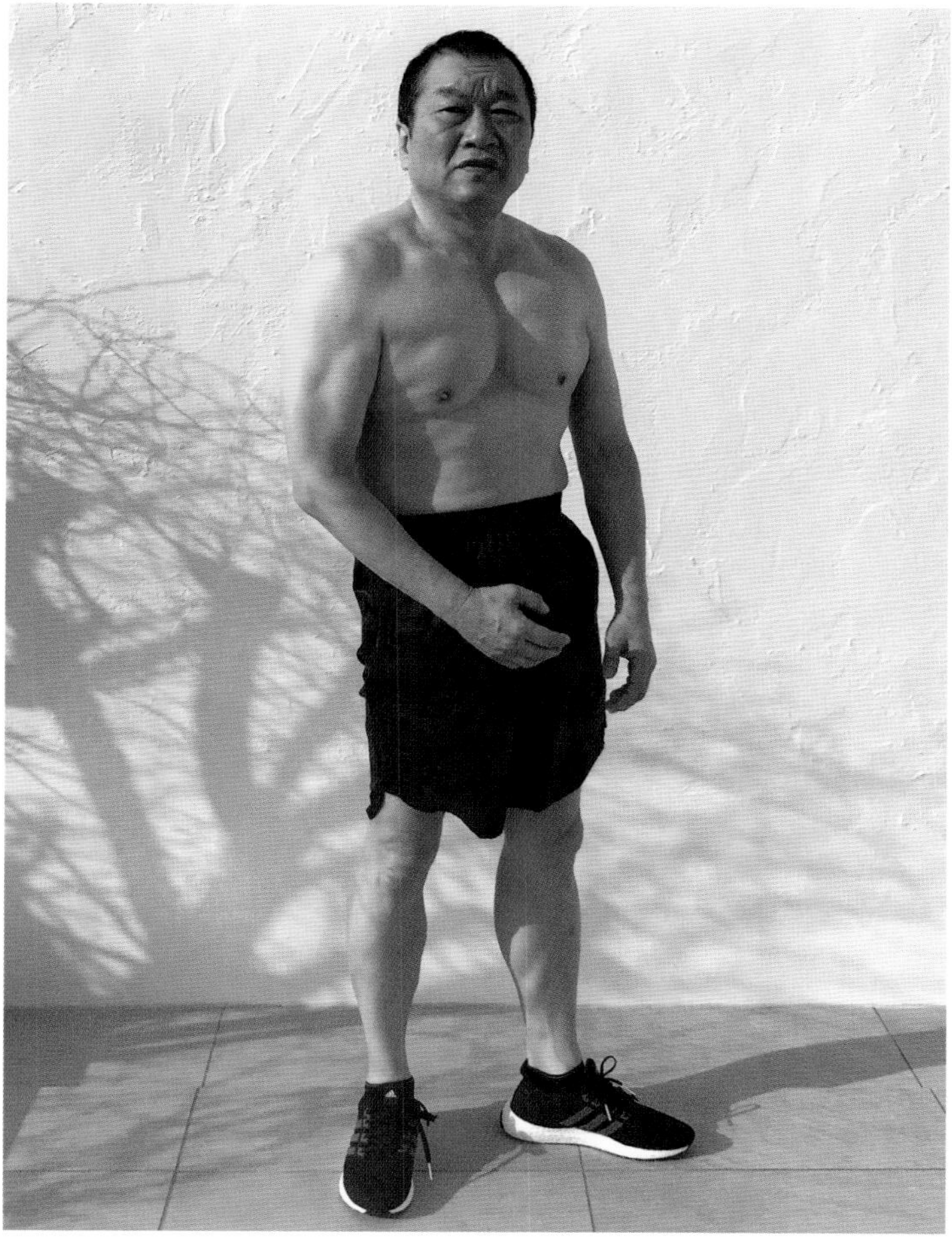

見城社長の鍛えあげられた肉体。**まさに無敵の100歳!!**

もっと運動したい方は番組をチェック！

BS放送局「BSJapanext」で、毎朝６時から放送中の「ジャパネットプレゼンツ 長息 長生き ロングブレス」。ベルトを締めて行うエクササイズも紹介しています。チャンネルは263。QRコードからアプリをダウンロードすれば、お好きなときに番組をご覧いただけます。

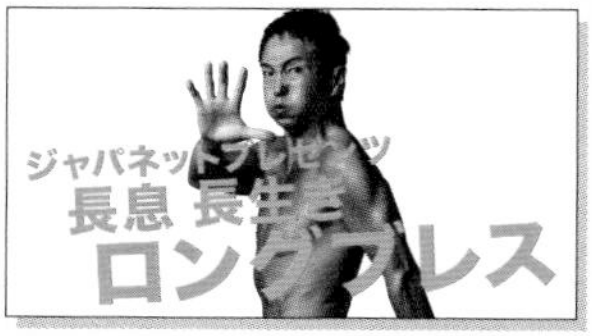

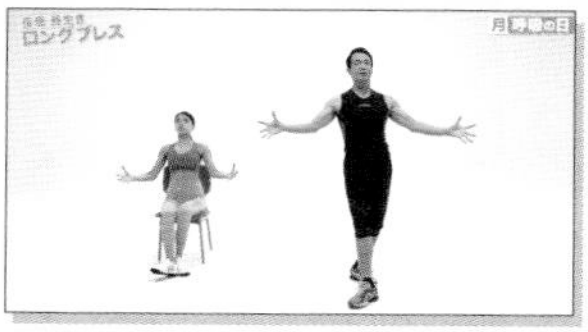

美木良介《みきりょうすけ》

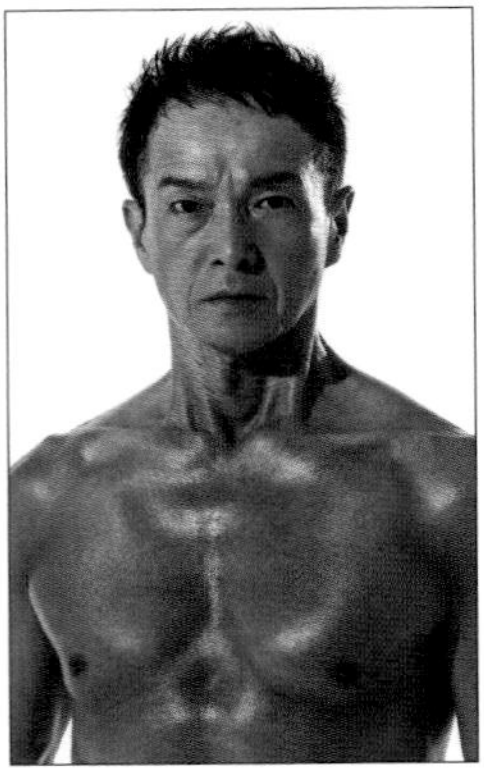

1957年、兵庫県生まれ。高校在学時は野球部に所属し、74年の春のセンバツと翌年夏の甲子園に正三塁手として出場。法政大学進学後も将来を嘱望されたが、肘の故障のため野球を断念。大学卒業後はレコード会社のオーディションに応募。そのハスキーな声と歌唱力が認められ、81年1月に『涙きれいだね』で歌手デビューを果たす。84年のNHK連続テレビ小説『心はいつもラムネ色』で、主人公の親友を好演し注目を浴びる。以降はテレビドラマ・映画・舞台・CMに出演し、また歌手として幅広く活躍中。現在は「ロングブレス」の考案により、さらに活躍のフィールドを拡げている。著書に『美木良介のロングブレスダイエット』『美木良介のロングブレスダイエット 1週間即効ブレスプログラム』『美木良介のロングブレスダイエット 必やせ最強ブレスプログラム』『美木良介のロングブレスダイエット 健康ブレスプログラム』『美木良介のロングブレスダイエット 顔も身体も美しくやせるブレスプログラム』（すべて徳間書店）などがある。近著には『DVDでよくわかる! 120歳まで生きるロングブレス』『ジャパネットの社員が毎朝実践する ロングブレス1週間即やせプログラム』『ロングブレスの魔法』（すべて幻冬舎）がある。

編集協力／今井 恵
撮影・DVD編集／庄嶋写真事務所
装丁写真／片桐史郎（TROLLEY）
装丁／細山田デザイン事務所
撮影協力／ロングブレススタジオ
東京都港区赤坂2丁目12－13　UHA味覚糖赤坂ビル2F
http://www.longbreath.jp/longbreath_studio
ヘアメイク／馬地絵美
イラスト／スヤマミヅホ
女性モデル／田中沙穂乃
本文デザイン／幻冬舎デザイン室

無敵の100歳

2024年2月29日　第1刷発行
2024年4月10日　第7刷発行

著　者　美木良介
発行人　見城 徹
編集人　森下康樹
編集者　山口奈緒子

発行所　株式会社 幻冬舎
〒151-0051 東京都渋谷区千駄ヶ谷4-9-7
電話:03(5411)6211(編集)
03(5411)6222(営業)
公式HP:https://www.gentosha.co.jp/

印刷・製本所　株式会社 光邦

検印廃止

ISBN978-4-344-04244-5 C0095